Mamta Singh
Bhoopendra Singh Rajput
Sourabh Oza

Lesões da mandíbula desmistificadas: entendendo as patologias fibro-ósseas

Mamta Singh
Bhoopendra Singh Rajput
Sourabh Oza

Lesões da mandíbula desmistificadas: entendendo as patologias fibro-ósseas

Lesões fibro-ósseas da mandíbula

Imprint

Any brand names and product names mentioned in this book are subject to trademark, brand or patent protection and are trademarks or registered trademarks of their respective holders. The use of brand names, product names, common names, trade names, product descriptions etc. even without a particular marking in this work is in no way to be construed to mean that such names may be regarded as unrestricted in respect of trademark and brand protection legislation and could thus be used by anyone.

Cover image: www.ingimage.com

This book is a translation from the original published under ISBN 978-620-7-64853-5.

Publisher:
Sciencia Scripts
is a trademark of
Dodo Books Indian Ocean Ltd. and OmniScriptum S.R.L publishing group

120 High Road, East Finchley, London, N2 9ED, United Kingdom
Str. Armeneasca 28/1, office 1, Chisinau MD-2012, Republic of Moldova, Europe
Printed at: see last page
ISBN: 978-620-7-67120-5

Mamta Singh

Bhoopendra Singh Rajput

Swapnil Singh

Shyamalendu Laskar

Sourabh Oza

Varun Sonawane

Lesões dos maxilares desmistificadas: Compreender as Patologias Fibro-Osseas

RECONHECIMENTO

A aprendizagem é uma arte que ilumina a mente humana. É um processo interminável através do qual o ser humano se esforça por adquirir conhecimentos ao longo da vida. A compaixão pela aprendizagem recompensa sempre a sua vida com sucesso.

Este livro não é o fim da minha viagem para obter o meu mestrado. Não viajei no vácuo nesta jornada. Esta tese foi mantida no bom caminho e concluída com o apoio e o encorajamento de numerosas pessoas, incluindo os meus simpatizantes, os meus amigos, colegas e várias instituições.

Para começar, presto a minha homenagem a Deus, o Todo-Poderoso, por me ter concedido boa saúde, coragem, inspiração, zelo e luz. Depois de Deus, neste momento de realização, presto homenagem à minha orientadora, a **Dra. Mamta Singh**, Professora e Directora do Departamento de Cirurgia Oral e Maxilofacial do Index Institute of Dental Sciences, Indore, que se debruçou sobre várias versões preliminares do meu texto, fazendo sugestões críticas e colocando questões desafiantes. A sua experiência, orientação inestimável, encorajamento constante, atitude afectuosa, compreensão, paciência e crítica saudável acrescentaram consideravelmente à minha experiência.

Estou extremamente grato ao **Dr. Bhoopendra Singh Rajput**, Professor, Departamento de Cirurgia Oral e Maxilofacial, Index Institute of Dental Sciences, Indore, por me ter ajudado e orientado. O seu constante encorajamento, ajuda e apoio gentil tornaram possíveis todas as coisas impossíveis. Sob a sua orientação, ultrapassei com êxito muitas dificuldades e aprendi muito.

Estou também grato à **Dra. Swapnil Singh**, leitora do Departamento de Cirurgia

Oral e Maxilofacial do Index Institute of Dental Sciences, Indore, pelo seu apoio e supervisão constantes.

Devo os meus agradecimentos ao **Dr. Shyamalendu Laskar**, pelo seu encorajamento e motivação constantes ao longo deste trabalho.

Gostaria de agradecer ao **Sr. Suresh Bhadoria,** Presidente do Index Institute of Dental Sciences, Indore, por me ter proporcionado as facilidades necessárias para realizar a minha dissertação com êxito.

Gostaria de apresentar os meus sinceros cumprimentos à minha família, **o Sr. Hariprasad Oza, a Sra. Pramila Oza** e **o Dr. Sai,** pelo seu sincero encorajamento e inspiração ao longo do meu trabalho de investigação e por me terem ajudado a ultrapassar esta fase da vida. Devo-lhes tudo. Para além disso, várias pessoas ajudaram-me, consciente e inconscientemente, a concluir com êxito este projeto.

Agradeço a todos os meus superiores, **Dr. Mahendra Mohan Katiyar, Dr. Rajveer Arora** e **Dr. Pranil Jaiswal**, por partilharem dicas e orientações cirúrgicas valiosas ao longo do curso.

Tenho o prazer de agradecer o apoio, a orientação e o carinho dos meus colegas **Dr. Radhika Vyas** e **Dr. Shubham Gupta.**

Expresso também os meus agradecimentos à **Dra. Roshni Jain** por me motivar sempre e por ser um pilar de apoio.

Gostaria também de agradecer aos meus colegas **Dr. Varun Sonawane, Dr. Pratigya Yadav, Dr. Aayushi Verma, Dr. Kratika Kulkarni, Dr. Iram Khan** e **Dr. Mohd Yusuf Norul Islam** pelo seu apoio constante e por tornarem o meu período de estudo frutuoso e agradável.

Dr. Sourabh. H. Oza

Índice

<u>INTRODUÇÃO</u>

Os maxilares e os ossos craniofaciais são afectados por uma categoria mal definida de doenças conhecidas como lesões fibro-ósseas. Todas têm a caraterística de substituir o osso por tecido fibroso celular que contém focos de mineralização que diferem em quantidade, aparência e classificação. Devido à elevada sobreposição de características clínicas e histológicas, é um desafio diagnosticar estas lesões.[1]

O grupo inclui lesões de desenvolvimento e reactivas ou displásicas, bem como neoplasias. Vários trabalhadores tentaram clarificar a classificação destas lesões e, embora possam não ter chegado a acordo sobre uma terminologia exacta, surgiu um conceito que culminou na mais recente classificação da OMS. O núcleo desta classificação é o conceito de um espetro de entidades clinicopatológicas em que o diagnóstico só pode ser feito com base numa consideração completa das características clínicas, histológicas e radiológicas. As lesões fibro-ósseas (FOL) da região oral e maxilofacial representam um grupo raro e benigno de lesões que partilham características clínicas, radiológicas e histopatológicas semelhantes. Caracterizam-se pela substituição progressiva e variável de tecido ósseo saudável na mandíbula por tecido conjuntivo fibroso contendo quantidades variáveis de substâncias mineralizadas que incluem osso, osteoide e material semelhante a cemento.[2,3,4]

As lesões fibro-ósseas são uma categoria ampla de condições que se distinguem pela substituição de osso saudável por tecido fibroso que contém um produto mineralizado recém-produzido. O termo "lesão fibro-óssea" refere-se apenas a um processo e não a um diagnóstico particular. [5,6]

As lesões de desenvolvimento (hamartomatosas), os processos reactivos ou displásicos e a neoplasia estão entre as lesões fibro-ósseas da mandíbula. Lesões com diferentes causas, comportamentos e prognósticos podem ter características patológicas surpreendentemente semelhantes numa amostra de biópsia. O método mais útil para efetuar um diagnóstico preciso é, normalmente, uma ligação entre os dados clínicos, radiológicos e histopatológicos...[7,2]

A nossa compreensão atual do conceito de lesões fibro-osteo-cementais é o resultado de muitos anos de tratamento e observação. Pode dizer-se que o processo teve as suas origens tanto na observação individual de cirurgiões como **Syme - 1828, Maisonneuve - 1856, Ferguson - 1865, Menzel - 1872, Bryant 1874, como em** trabalhos sinópticos posteriores como os de **Hyfelder - 1857, Weber -1866, Bayer 1884 e Kentenich - 1896.**[8,9,10,11,12,13,14,15,16]

Em 1864, Virchow fez a primeira tentativa de analisar as ocorrências clinicamente relatadas a partir de uma perspetiva morfológica. Utilizou o termo leontiasis ossea para caraterizar a expansão generalizada dos ossos maxilo-faciais. Paget fez uma importante adição ao campo da osteopatologia quando descreveu as características clínicas e patológicas de um organismo a que chamou "Osteitis Deformans" em 1877. No continente, esta entidade foi amplamente ignorada, mas foi rapidamente identificada na Grã-Bretanha. Por uma série de razões, incluindo talvez o ponto de vista distinto de Friedrich Daniel Von Recklinghausen, os europeus começaram por ignorar os resultados de Paget. O seu importante trabalho foi publicado e dedicado a Rudolf Virchow em 13 de outubro de 1891, em honra do 70º aniversário deste último.[17]

Em 1891, von Recklinghausens cunhou o nome "osteíte fibrosa", que utilizou para descrever todas as doenças esqueléticas que tinha observado em que a medula óssea se tinha transformado total ou parcialmente em tecido fibroso.[18]

Osteíte Fibrosa Localizada é uma palavra cunhada por Konjetzny em 1922 para descrever um processo localizado que envolve a alteração do osso fibroso a partir de uma modificação mais generalizada. Devido a este facto, o diagnóstico para a maioria das diferentes lesões ósseas era "Osteíte Fibrosa Localizada" ou "Osteíte Fibrosa Generalizada".[19,20]

O RANKL é fortemente expresso por lesões de DF humanas e BMSCs de DF em cultura. Os níveis circulantes de RANKL ativo estão acentuadamente aumentados em doentes com DF e altamente correlacionados com a carga da doença. Embora os níveis séricos de OPG também estejam ligeiramente aumentados na DF e se correlacionem com a carga da doença, o rácio RANKL/OPG sérico está aumentado num grau muito maior na DF, apoiando o conceito de que a expressão de RANKL pelas BMSCs da DF desempenha um papel central na patogénese da DF.[21]

Embora seja uma lesão óssea benigna, a displasia fibrosa resulta em resultados funcionais e estéticos destrutivos quando o esqueleto craniofacial está envolvido. [2223] A restauração da simetria facial e da função normal é considerada um princípio de tratamento para a displasia fibrosa craniofacial. O recontorno cirúrgico, como um procedimento minimamente invasivo, é o tratamento preferido.[25-27] No entanto, é muito difícil alcançar com sucesso os resultados desejados no intraoperatório, dependendo da exposição visual e da avaliação e experiência do próprio cirurgião. Atualmente, embora muitos autores tenham estudado a utilização de tecnologia de impressão tridimensional (3D), simulação cirúrgica e técnicas de navegação para auxiliar no processo de recontorno cirúrgico e tenham obtido alguns efeitos clínicos promissores, ainda existem algumas dificuldades. Por exemplo, é difícil medir em tempo real o volume das lesões a remover durante o processo de recontorno. Além disso, o feedback de estruturas vizinhas importantes (nervos, raízes dentárias, etc.) na área da lesão é normalmente obtido através de uma avaliação visual intra-operatória repetida, enquanto as lesões obscurecem frequentemente a anatomia normal, tornando os cálculos visuais imprevisíveis. Além disso, os instrumentos intra-operatórios não podem ser controlados com precisão para operar dentro das lesões a serem removidas. Por conseguinte, é provável que um recontorno cirúrgico inadequado conduza a resultados clínicos insatisfatórios. Com o desenvolvimento e a inovação contínuos da medicina digital, a realidade aumentada (RA) tem sido gradualmente aplicada no domínio da medicina e tem ganho muita atenção nos últimos anos. Badiali et al. efectuaram a osteotomia Le Fort I sob a orientação de um sistema de RA com visualização de vídeo. Gao et al. efectuaram um estudo sobre a osteotomia de divisão do ângulo mandibular assistida por um sistema de RA. No entanto, a aplicação da navegação por RA para a correção da displasia fibrosa craniofacial ainda não foi referida na literatura.[28-30]

O sistema de navegação por RA no procedimento de contorno da displasia fibrosa craniofacial pode proporcionar aos cirurgiões uma visão abrangente e intuitiva do bordo de recontorno e das estruturas anatómicas adjacentes, bem como a profundidade do procedimento de recontorno em tempo real. Este método pode melhorar a eficiência e a segurança do procedimento e encurtar o tempo operatório.

Em resumo, acreditamos que a navegação por RA é uma tecnologia potencial importante para o recontorno da displasia fibrosa craniofacial. [30]

CLASSIFICAÇÃO

Classificação de Charles Waldron das lesões fibro-ósseas dos maxilares (1985)[31]

1. **Displasia fibrosa**

a. Monostótica

b. Poliostótico

2. **Lesões Fibro-Osseas (Cementais) que presumivelmente surgem no Ligamento Periodontal**

a. Displasia cementária periapical

b. Lesões fibro-ósseo-cementais localizadas (provavelmente de natureza reactiva)

c. Displasia Cimento-Ossea Florida (Cementoma Gigantiforme)

d. Fibroma Ossificante e Cemenificante

3. **Neoplasias fibro-ósseas de relação incerta ou detetável com as que surgem no ligamento periodontal (categoria II)**

a. Cemetoblastoma, Osteoblastoma e Osteoma Osteoide

b. Fibroma Ossificante Ativo Juvenil e Outros Fibromas Ossificantes /Cementizantes Ativos e Agressivos

Classificação de Trabalho das Lesões Fibro-Osseas Por Mico M. Malek (1987)[32]

1. **Perturbações do desenvolvimento**

A. Defeitos fibrosos corticais (fibroma não ossificante)

B. Displasia fibrosa

2. Lesões reparadoras reactivas

A. Periosteíte traumática

B. Periosteíte Ossificante

C. Queloide ósseo

D. Displasia Cementária Periapical e Displasia Cemento-Ossea Florida

E. Osteomielite esclerosante (tipo focal e difuso)

F. Osteíte deformante

3. Fibromatose

A. Fibroma Desmoplásico (Fibromatose Intraóssea)

4. Neoplasias

A. Apenas áreas de suporte dos dentes

i. Cementoblastoma

ii. Periodontoma

1. Central

2. Periférico

B. Todos os ossos crânio-faciais (incluindo áreas portadoras de dentes)

i. Osteoma

1. Trabecular

2. Compacto

ii. Osteoma osteoide

iii. Desmo-Osteoblastoma Psammous

iv. Desmo-Osteoblastoma Trabecular

Peiter J. Slootweg & Hellmuth Muller (1990)[33]

Grupo I: Displasia fibrosa

Grupo II: Fibroma Ossificante Juvenil

Grupo III: Fibroma ossificante

Grupo IV: Displasia cementária periapical e displasia óssea florida

Classificação da OMS (1992)[34]

1. **Neoplasias osteogénicas**

a. Fibroma Cemento-Ossificante (Fibroma Cimentante, Fibroma Ossificante)

2. **Lesões ósseas não neoplásicas**

a. Displasia fibrosa dos maxilares

b. Displasia cemento-óssea

I. Displasia Cementária Periapical (Displasia Fibrosa Periapical),

II. Displasia Cemento-Ossea Florida (Cementoma Gigantiforme, Cementomas Múltiplos Familiares)

III. Outras displasias cemento-ósseas

c. Querubismo (Doença Cística Multilocular Familiar dos Maxilares)

d. Granuloma central de células gigantes

e. Cisto ósseo aneurismático

f. Cisto ósseo solitário (cisto ósseo traumático, simples e hemorrágico)

Classificação Modificada de Waldron das Lesões Fibro-Osseas dos Maxilares (1993)[35]

1. **Displasia fibrosa**

2. **Displasia cimento-óssea**

a. Displasia cimento-óssea periapical

b. Displasia cimento-óssea focal

c. Displasia cimento-óssea florida

3. **Neoplasia fibro-óssea**

a. Fibroma Cimentante, Fibroma Ossificante, Fibroma Cimentante-Ossificante

<u>CLASSIFICAÇÃO POR NEVILLE -2002[36]</u>

1) Displasia fibrosa dos maxilares

2) Displasias do cemento ósseo

Displasia Cemento Osséa Focal

Displasia cementária periapical

Displasia óssea do cemento florido

3) Fibroma ossificante.

<u>Classificação da OMS das lesões fibro-ósseas dos maxilares (2005)[36]</u>

1) Fibroma Ossificante (OF)

2) Displasia fibrosa

3) Displasia óssea

a. Displasia óssea periapical

b. Displasia óssea focal

c. Displasia óssea florida

d. Cementoma Gigantiforme Familiar

<u>Paul M. Speight & Roman Carlos Classification (2006)[37]</u>

1. Displasia fibrosa

a. FD monostótica

b. FD poliostótica

c.   DF craniofacial

2.   Displasia óssea

a.   Displasia óssea periapical

b.   Displasia óssea focal

c.   Displasia óssea florida

d.   Cementoma Gigantiforme Familiar

3.   Fibroma Ossificante

a.   Fibroma Ossificante Convencional

b.   Fibroma Ossificante Trabecular Juvenil

c.   Fibroma Ossificante Psammomatóide Juvenil

<u>Classificação Eversole 2008</u>[38]

1.   Displasias ósseas

a.   Displasia fibrosa

1.   Monostótica

ii.   Poliostótico

iii.   Poliostótico com endocrinopatia (McCune-Albright)

iv Displasia osteofibrosaa

b.   Osteíte deformante

c.   Displasias ósseas hereditárias pagetóides da infância

d.   Displasia segmentar odontomaxilar

2.   Displasias cemento-ósseas

a. Displasia cemento-óssea focal

b. Displasia cemento-óssea florida

3. processos inflamatórios/reactivos

a. Osteomielite esclerosante focal

b. Osteomielite esclerosante difusa

c. Periostite proliferativa

4. Doença metabólica: hiperparatiroidismo

5. Lesões neoplásicas (fibromas ossificantes)

a. Fibroma ossificante

b. Síndrome da lesão da mandíbula por hiperparatiroidismo

c. Fibroma ossificante juvenil

i. Tipo trabecular

ii. Tipo psammomatóide

d. Cementomas gigantiformes

<u>LESÕES INDIVIDUAIS E DIAGNÓSTICO DIFERENCIAL</u>

Definição

"Uma alteração regional assintomática do osso em que a arquitetura normal é substituída por tecido fibroso e trabéculas não funcionais - como estruturas ósseas; as lesões podem ser monostóticas ou poliostóticas, com ou sem distúrbios endócrinos associados"

É uma doença de desenvolvimento semelhante a um tumor que se caracteriza pela substituição do osso normal por uma proliferação excessiva de tecido conjuntivo fibroso celular misturado com trabéculas ósseas irregulares. Embora tenha havido uma confusão considerável relativamente à natureza da displasia fibrosa, aprendeu-se muito sobre a genética deste grupo de doenças e este conhecimento torna a grande variedade de padrões clínicos mais compreensível.

Clinicamente, a displasia fibrosa pode manifestar-se como um processo localizado que envolve apenas um osso ou uma condição que envolve vários ossos ou como lesões ósseas múltiplas em conjunto com anomalias cutâneas e endócrinas.

A gravidade clínica depende, presumivelmente, do momento da vida fetal ou pósnatal em que ocorre a mutação do GNAS1. A displasia fibrosa é uma doença da maturação e remodelação óssea em que o osso medular e as corticais normais são substituídos por um tecido ósseo fibroso desorganizado. O osso fibro-ósseo resultante é mais elástico e estruturalmente mais fraco do que o osso original. É causada pela deleção de uma proteína de maturação óssea durante a embriogénese. Não existem provas que sugiram uma influência hereditária. [39]

Classificação

Classifica-se nos seguintes tipos

1) Displasia fibrosa monostótica

2) Displasia fibrosa poliostótica

3) Displasia fibrosa cranio-facial

Displasia fibrosa monostótica

➤ Quando a doença se limita a um único osso, é designada por displasia fibrosa monostótica.

➤ Este tipo ocorre em cerca de 80 a 85%

➤ Local - mais frequentemente no corpo da mandíbula ou na região pré-molar e molar da maxila

Displasia fibrosa poliostótica

➤ O envolvimento de 2 ou mais ossos é designado por displasia fibrosa poliostótica.

➤ É relativamente pouco frequente

➤ O número de ossos envolvidos varia de poucos a 75% de todo o esqueleto.

➤ Embora o crânio e a mandíbula possam ser afectados com a consequente assimetria facial.

Displasia fibrosa cranio-facial

Embora as lesões mandibulares sejam verdadeiramente monostóticas, as lesões maxilares envolvem frequentemente ossos adjacentes, como o zigoma, o esfenoide e o occipital, e não são estritamente monostóticas, pelo que a designação de displasia fibrosa crânio-facial é adequada para estas lesões.

PATOGENESE:

A causa exacta da displasia fibrosa não é conhecida. Não se acredita que a doença seja hereditária. Normalmente, é causada por uma mutação no **gene GNAS1** (Guanine Nucleotide - binding protein, a-stimulating activity polypeptide) que codifica uma proteína G que estimula a produção de cAMP. A mutação resulta numa ativação contínua da proteína G, levando a uma produção excessiva de cAMP nos tecidos afectados. Isto resulta numa hiperfunção dos órgãos endócrinos afectados, dando frequentemente origem a uma puberdade precoce, hipertiroidismo, hormona do crescimento e produção excessiva de cortisol. Em segundo lugar, há um aumento da proliferação de melanócitos, resultando em manchas café-com-leite. Em terceiro lugar, pensa-se que o AMPc influencia a diferenciação dos osteoblastos, conduzindo à displasia fibrosa.

Atualmente, sabe-se que todos os tipos de displasia fibrosa resultam de um defeito na maturação óssea que se inicia no embrião. Em determinados momentos da fase de histodiferenciação do embrião, ocorre uma mutação ou deleção genética no gene que codifica uma proteína transdutora intracitoplasmática necessária para a maturação óssea. Consequentemente, todas as células filhas desta célula aberrante original não terão este transdutor de sinal e, por isso, uma determinada população de células no indivíduo será capaz de produzir apenas osso fibroso em vez de osso maduro. Se o defeito genético ocorrer no início do desenvolvimento embrionário, um grande número de células filhas será afetado, algumas das quais poderão ainda não ter migrado para o seu eventual local de formação do esqueleto.

Quando essas células alteradas precocemente migram para vários locais do esqueleto, elas produzem displasia fibrosa poliostótica. Se o defeito genético ocorrer numa fase ainda mais precoce do desenvolvimento embrionário, a célula original pode produzir células filhas com diferenciação divergente, ou seja, algumas na pele primordial, outras no osso primordial e outras na glândula endócrina primordial.

Pensa-se que estas alterações genéticas ocorrem antes da 6th semana de vida fetal. Quando o embrião está na sua 6ª semana de desenvolvimento, a maior parte da histodiferenciação e migração celular já ocorreu. Se o mesmo defeito genético ocorrer por volta desta altura, as células filhas ficarão localizadas numa região, podendo assim produzir displasia fibrosa do tipo craniofacial. Se este defeito genético ocorrer ligeiramente mais tarde, as células filhas ficarão ainda mais localizadas e produzirão displasia fibrosa monostótica.

Apresentação clínica

Formulário clínico

➤ **Forma monostótica**

➤ **Forma poliostótica**

➤ **Forma craniofacial**

➤ **Querubismo**

Monostótico

➤ **Juvenil**

➤ **Juvenil, agressivo**

➤ **Adulto**

Poliostótico

➢ **Craniofacial**

➢ **McCune - Síndroma de Albright**

➢ **Síndrome de Jaffe**

Apresentação radiográfica

A principal caraterística radiográfica é uma opacificação fina **em "vidro fosco"** que resulta da sobreposição de uma miríade de trabéculas ósseas mal calcificadas dispostas num padrão desorganizado. Radiograficamente, as lesões da displasia fibrosa não são bem demarcadas. As margens misturam-se impercetivelmente com o osso normal adjacente, pelo que os limites da lesão podem ser difíceis de definir. Nas fases iniciais, a lesão pode ser largamente radiolúcida ou mosqueada.

O envolvimento da mandíbula resulta frequentemente não só na expansão das placas lingual e vestibular, mas também no abaulamento do bordo inferior. O deslocamento superior do canal alveolar inferior não é incomum. As radiografias periapicais da dentição envolvida demonstram frequentemente um estreitamento do espaço do ligamento periodontal com uma lâmina dura mal definida que se mistura com o padrão ósseo anormal.

Quando a maxila está envolvida, o tecido lesional desloca o pavimento do seio superiormente e, normalmente, oblitera o seio maxilar. Os estudos imagiológicos em casos com envolvimento do maxilar podem mostrar um aumento da densidade da base do crânio envolvendo o occipital, o esfenoide, o teto da órbita e o osso frontal. Diz-se que esta é a caraterística radiográfica mais caraterística da displasia fibrosa.

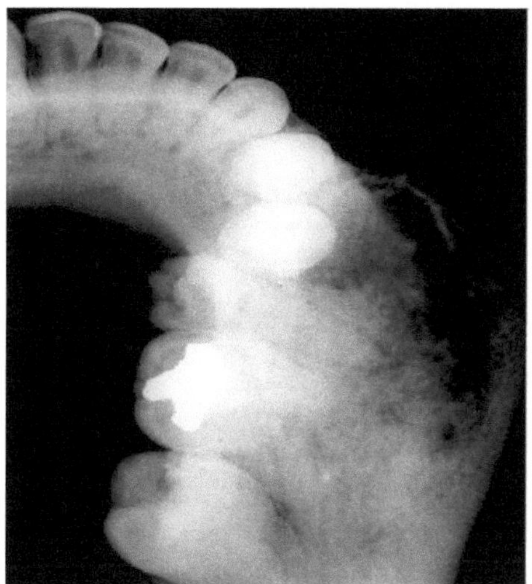

Note o aumento da área afetada, a expansão vestibular da mandíbula e a opacidade granular (vista oclusal verdadeira)

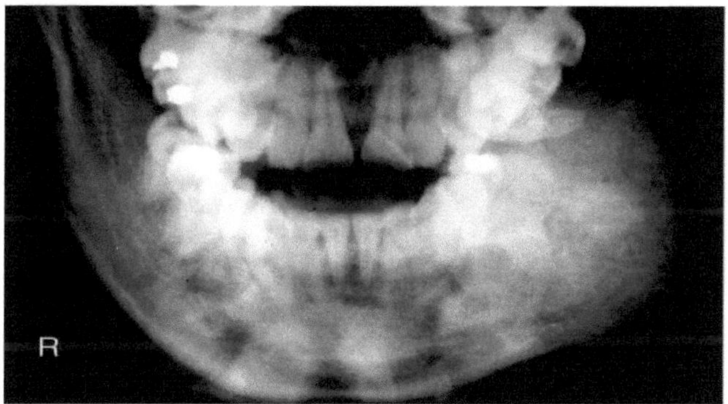

Displasia fibrosa: note o aumento da área afetada, expansão vestibular da mandíbula esquerda com opacidade granular. A lesão funde-se com o osso circundante (vista PA).

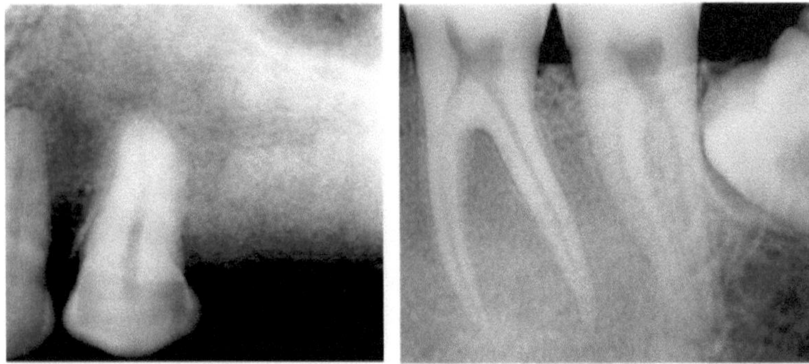

Aspeto de "casca de laranja" das trabéculas finas e densas observadas na radiografia intra-oral na fase tardia.

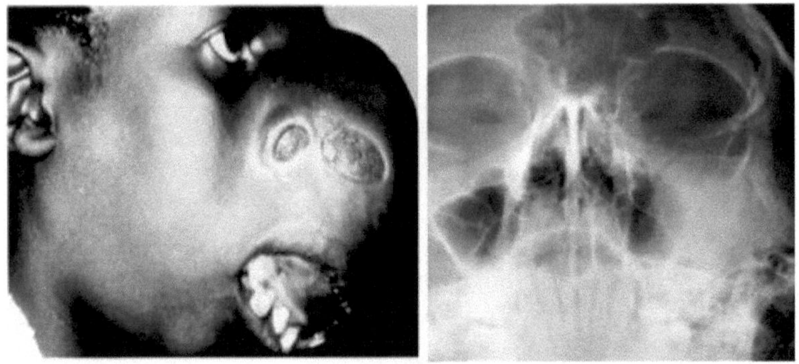

Displasia fibrosa: afectando o maxilar. Vista de água mostrando lesão no maxilar esquerdo

Diagnóstico diferencial

O diagnóstico diferencial mais importante para a displasia fibrosa é distingui-la de um fibroma ossificante. Outras entidades que podem assemelhar-se à displasia fibrosa incluem

1) **Osteomielite esclerosante crónica.**

2) **Doença de Paget**

3) Osteossarcoma

Características radiográficas e de tomografia computadorizada que diferenciam a displasia fibrosa do fibroma ossificante.

Features	Fibrous dyspisia	Ossifying fibroma
Margins	Not demarcated	Well demarcated
Shape	Fusiform	Spherical or elongated
Cortices	Replaced by disease	Expanded –present or partially present
Medullary pattern	Homogenous	Heterogenous

A displasia fibrosa surge e estabelece-se por volta dos 20 anos de idade. Embora alguns fibromas ossificantes se desenvolvam na juventude, a maioria começa numa idade mais avançada.

As radiografias e a TAC de vistas axiais mostram um fibroma ossificante esférico a em forma de ovo, heterogéneo e bem demarcado do osso normal. Também são mostrados um córtex residual não envolvido expandido ou diluído e a deslocação do canal alveolar inferior.

As radiografias e as tomografias computorizadas apoiam o conceito avançado por worth de que um fibroma ossificante é uma doença no interior do osso, enquanto a displasia fibrosa é uma doença do osso.

Esclerosante crónica difusa:

Assemelha-se à displasia fibrosa no seu aspeto radiográfico difuso e mal demarcado. Também ocorre em adolescentes e pré-adolescentes, mas é mais comum em adultos

A doença de Paget:

Pode ser distinguida da displasia fibrosa pelo seu aparecimento em indivíduos com mais de 40 anos e pelo aumento dos níveis de fosfatase alcalina.

O Osteossarcoma:

Pode ser difícil de distinguir da displasia fibrosa radiograficamente e deve certamente ser excluído por histopatologia se o diagnóstico não for claro. Em geral, os ostossarcomas não se remodelam, mas sim reabsorvem um córtex e expandem-se para fora a partir de um córtex destruído.

Histopatologia

Os achados típicos da displasia fibrosa mostram trabéculas de forma irregular de osso imaturo (tecido) num estroma fibroso celular e pouco organizado. As trabéculas ósseas não estão ligadas umas às outras e assumem frequentemente uma forma curvilínea, que tem sido associada à escrita chinesa. Considera-se que as trabéculas ósseas surgem por metaplasia e não estão rodeadas por osteoblastos de aposição.

Raramente podem ser observadas pequenas esférulas calcificadas, mas nunca são numerosas. Em contraste com o fibroma ossificante e a displasia cemento-óssea, a displasia fibrosa demonstra tipicamente um padrão monótono em toda a lesão, em vez de ser uma mistura aleatória de tecidos

O osso funde-se diretamente com o osso normal na periferia da lesão. Embora a displasia fibrosa dos ossos longos não sofra maturação, as lesões da mandíbula e do crânio tendem a ser mais ossificadas do que as suas congéneres no resto do esqueleto.

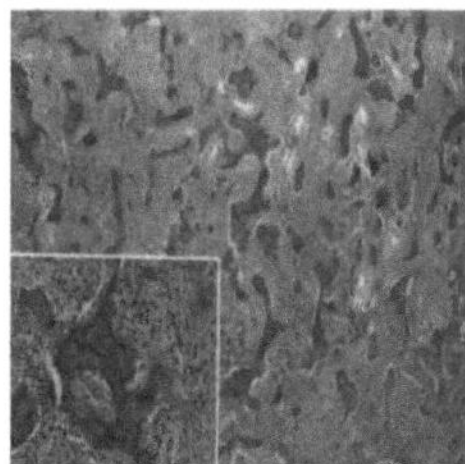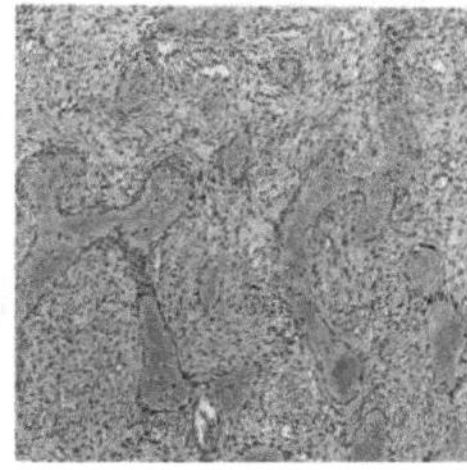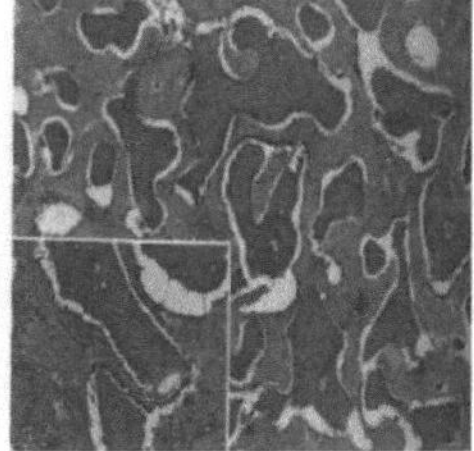

Trabéculas de forma irregular de osso tecido

Tratamento e prognóstico

A abordagem preferida para a displasia fibrosa monostótica maxilofacial e a displasia fibrosa craniofacial é a ausência de tratamento. A maioria das crianças adapta-se bem à expansão facial e não deseja uma cirurgia de contorno ósseo. Se for desejada uma cirurgia de contorno ósseo, o ideal é adiá-la até à idade adulta (18 a 21 anos). Tal como o querubismo, a displasia fibrosa apresenta um menor crescimento e a sua atividade é reduzida à medida que a idade adulta se aproxima, embora tenham ocorrido expansões tardias e recrescimento ocasionais na idade adulta.

O recrescimento é mais comum quando as cirurgias são efectuadas em doentes com menos de 21 anos. Se, devido a sintomas ou necessidades psicológicas, for necessária uma cirurgia durante este período, é importante lembrar que a displasia fibrosa tem um crescimento episódico, ao contrário do querubismo, que tem um crescimento lento e constante. Embora a cirurgia em si não estimule o recrescimento, quanto mais cedo na vida for efectuada uma cirurgia, maior é a probabilidade de ocorrer um episódio natural de crescimento após a cirurgia. Por conseguinte, a cirurgia deve ser evitada durante um período de expansão ativa, apesar de ser frequentemente a altura em que a dor ou a pressão dos colegas obriga a considerá-la. Nestes casos, a fase ativa deve ser remitida durante um período de 3 meses antes de se efetuar o contorno ósseo. A ressecção não é normalmente indicada, mesmo no caso de displasia fibrosa craniofacial grave, a menos que a compressão neural ameace a visão ou a audição. Nesses casos, é frequentemente necessária uma ressecção local apenas em torno da área de compressão do nervo ou em torno do forame envolvido.

A displasia fibrosa monostótica ou um foco de displasia fibrosa poliostótica do crânio presta-se a uma ressecção local em bloco. O defeito é normalmente reconstruído com um enxerto calvarial dividido de uma área adjacente. No entanto, a ressecção não é indicada na displasia fibrosa monostótica dos maxilares. A fraqueza estrutural da displasia fibrosa não prejudica funcionalmente os maxilares em grande medida. Por conseguinte, a ressecção dos maxilares com subsequente reconstrução óssea não se justifica, a menos que se trate de uma situação invulgar em que a função e a aparência do doente estejam significativamente alteradas e o contorno ósseo não seja uma opção.[40,41,42,43,44,45]

DISPLASIA FIBROSA MONOSTÓTICA DOS MAXILARES

A displasia fibrosa monostótica, embora menos grave do que a displasia fibrosa poliostótica, é de maior preocupação para o dentista devido à frequência com que os maxilares são afectados. Quase todos os ossos foram, numa altura ou noutra, afectados. Numa série de 67 casos de displasia fibrosa monostótica, Schlumberger encontrou a seguinte distribuição:

Ribs	29 cases	Humerus	2 cases
Femur	9 cases	Ulna	2 cases
Tibia	8 cases	Vertebra	1 case
Maxilla	7 cases	Pelvis	1 case
Calvarium	5 cases	Fibula	1 case
Mandible	2 cases		

No entanto, existem atualmente provas que indicam que a incidência de lesões dos maxilares é proporcionalmente muito maior do que este estudo poderia indicar. Reconhece-se atualmente que alguns casos de lesões dos maxilares que, no passado, eram diagnosticados com uma variedade de outros nomes, são agora englobados pelo termo "displasia fibrosa". Por exemplo, certos casos dos chamados tumores centrais de células gigantes dos maxilares foram considerados, após reavaliação, como classificáveis como displasia fibrosa. Este facto foi particularmente salientado por Jaffe, Lichtenstein e Portis e por Waldron. Nos últimos anos, a designação "fibroma ossificante" era comum para um determinado grupo de lesões dos maxilares que ocorriam com uma frequência considerável. Atualmente, muitas autoridades consideram pelo menos algumas destas lesões como um tipo de displasia fibrosa monostótica. Outra lesão óssea, o fibroma não osteogénico, é também considerada por alguns investigadores como uma forma de displasia fibrosa.

O termo clínico "leontiasis ossea" tem sido frequentemente aplicado a casos de displasia fibrosa que afectam o maxilar ou os ossos faciais e dão ao doente uma aparência leonina. Assim, pode ser apreciado que a displasia fibrosa do osso passou a incluir uma série de lesões anteriormente descritas por outros termos. Embora os investigadores tenham divergido quanto à conveniência da inclusão de certas lesões ósseas neste grupo, a tendência nos últimos anos tem sido reconhecer a displasia fibrosa monostótica como uma entidade com uma variação clínica e histológica considerável, provavelmente dependente do estádio ou fase da doença.

Em contrapartida, contudo, foi sugerido que esta tendência para classificar muitas lesões fibro-ósseas dos maxilares sob o termo "displasia fibrosa" pode ser infeliz, e muitos patologistas voltaram agora à ideia "purista" de que a displasia fibrosa representa efetivamente uma entidade específica com características microscópicas e radiográficas bem definidas. Isto significaria que existem certas lesões fibro-ósseas dos maxilares que não seriam designadas como displasia fibrosa e, até que se acumulem mais conhecimentos sobre a verdadeira natureza das lesões, alguns trabalhadores classificaram-nas simplesmente como "lesões fibro-ósseas", depois de se certificarem primeiro de que não representam uma entidade específica.

Características clínicas.

A displasia fibrosa monostótica dos maxilares ocorre com uma predileção aparentemente igual por homens e mulheres, embora alguns relatos mostrem uma ligeira predominância do sexo feminino. É mais comum em crianças e adultos jovens do que em pessoas mais velhas. A idade média de ocorrência nos 69 pacientes relatados por Zimmerman e seus associados foi de 27 anos, enquanto em *53* pacientes com displasia fibrosa craniofacial relatados por Gardner e Halpert, a idade média foi de 34 anos.

O primeiro sinal clínico da doença é um inchaço indolor ou abaulamento da mandíbula. A tumefação envolve normalmente a placa labial ou bucal, raramente a vertente lingual, e quando envolve a mandíbula causa por vezes uma excrescência protuberante do bordo inferior. Pode ocorrer algum desalinhamento, inclinação ou deslocação dos dentes devido à natureza expansiva progressiva da lesão e, por fim, pode desenvolver-se sensibilidade. A mucosa está quase sempre intacta sobre a lesão.

A displasia fibrosa do maxilar é uma forma especialmente grave da doença, uma vez que tem uma predileção marcada pela ocorrência em crianças e é quase impossível de erradicar sem uma cirurgia radical e mutilante. Essas lesões não são bem circunscritas, geralmente se estendem localmente para envolver o seio maxilar, o processo zigomático e o assoalho da órbita, e até mesmo se estendem para trás em direção à base do crânio. A má oclusão severa e o abaulamento da fossa canina ou a proeminência extrema do processo zigomático, produzindo uma deformidade facial acentuada, são sequelas típicas desta doença nesta localização, que não precisa de ser verdadeiramente do tipo monostótico, mas também não é classificada como do tipo poliostótico. Por vezes é designada por displasia fibrosa craniofacial. Uma vez que afecta o complexo craniofacial e é tão caraterística nas suas características clínicas e radiológicas que se assemelha muito a uma entidade distinta. Esta forma da doença foi descrita em pormenor por Waldron e Giansanti e por Eversole e seus colaboradores.

Características Roentgenográficas

A aparência roentgenográfica da displasia fibrosa da mandíbula é extremamente variável. Existem três padrões básicos que podem ser observados. Num tipo, a lesão é geralmente uma radiolucência unilocular bastante pequena ou uma radiolucência multilocular um pouco maior, ambas com um bordo bastante bem circunscrito e contendo uma rede de trabéculas ósseas finas. No segundo tipo, o padrão é semelhante, exceto que o aumento da trabeculação torna a lesão opaca e tipicamente mosqueada na aparência. O terceiro tipo é bastante opaco, com muitas trabéculas delicadas que dão à lesão um aspeto de vidro despolido ou "peau d orange". Este último tipo não é, carateristicamente, bem circunscrito, mas mistura-se com o osso normal adjacente.

Qualquer um dos três tipos pode ser encontrado na maxila ou na mandíbula. Em todos os tipos, geralmente o osso cortical torna-se mais fino devido à natureza expansiva do crescimento, mas raramente esta placa óssea é perfurada, ou a proliferação periosteal é óbvia. As raízes dos dentes nas áreas envolvidas podem ser separadas ou deslocadas da posição normal, mas só ocasionalmente apresentam reabsorção grave.

Em alguns casos, o osso parece tão opaco que as raízes dos dentes podem ser indistintas ou não visíveis. É interessante notar que, na displasia fibrosa craniofacial, existe um espessamento roentgenográfico caraterístico da base do crânio.

Características histológicas

Existe uma variação microscópica considerável nos casos de displasia fibrosa monostótica dos maxilares. A lesão é essencialmente fibrosa, constituída por fibroblastos em proliferação num estroma compacto de fibras de colagem entrelaçadas. Trabéculas irregulares de osso estão espalhadas por toda a lesão com um padrão definido de disposição. Caracteristicamente, algumas destas trabéculas são em forma de C, ou como descrito por um autor, em forma de carácter chinês. Estas trabéculas são geralmente de tecido ósseo grosseiro, mas podem ser lamelares, embora não tão bem organizadas como o osso lamelar normal. A relação dos osteoblastos e osteoclastos com as trabéculas é semelhante à observada na forma poliostótica da doença.

As lesões grandes podem apresentar variações de área para área e, por vezes, apresentam uma maior reação óssea à volta da periferia da lesão do que na porção central. Alguma da literatura anterior que tratava desta doença sugeria que ela representava uma paragem permanente da maturação na fase de osso tecido e propunha que as lesões que demonstrassem transformação do osso lamelar não deveriam ser diagnosticadas como displasia fibrosa. No entanto, atualmente é geralmente bem aceite, particularmente com base no trabalho de Waldron e Giansanti, que as lesões de displasia fibrosa dos maxilares, especialmente do tipo craniofacial, amadurecem ao longo de um período de tempo e o tecido lesional pode apresentar osso lamelar.[46,47,48,49,50]

SÍNDROME DE MCCUNE-ALBRIGHT

(Displasia fibrosa poliostótica)

A síndrome de McCune-Albright ou displasia fibrosa poliostótica (DFP) é definida como a associação de displasia fibrosa poliostótica, puberdade precoce, manchas *caje-au-lail* e outras endocrinopatias devido à hiperatividade de várias glândulas endócrinas. Fuller Albright descreveu esta síndrome pela primeira vez em 1937.

Foi demonstrado que a síndrome de McCune-Albright se deve a uma mutação pós-zigótica de ativação do gene GS alfa nos tecidos afectados. A subunidade GS alfa é o componente do complexo da proteína G, que acopla os receptores hormonais à adenilato ciclase (o segundo mensageiro intracelular) num local submembranar. Em seguida, medeia os efeitos celulares da ligação hormonal.

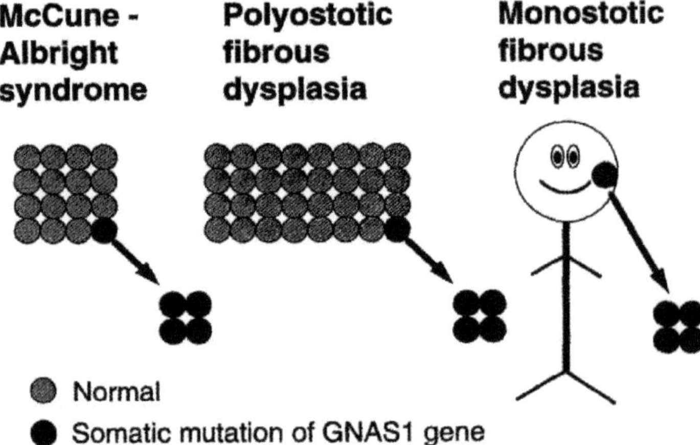

Fig. 3. How mutations cause McCune-Albright syndrome, polyostotic fibrous dysplasia, and monostotic fibrous dysplasia depend on when during embryonic development or during postnatal life the mutation occurs. Somatic mutation in a small cell mass is likely to result in McCune-Albright syndrome. Mutation in a larger cell mass may result in polyostotic fibrous dysplasia. A mutation in postnatal life, during infancy, childhood, or adult life may result in monostotic fibrous dysplasia.

Características clínicas.

A puberdade precoce associada a esta doença é independente das gonadotrofinas. Entre os distúrbios endócrinos descritos em associação com a síndrome de Albright encontram-se:

- Hipertiroidismo,

- Acromegalia,

- Síndrome de Gonadotrofina-Mccune-Albright,

- Hiperprolactinemia,

- Síndrome de Cushing,

- Hiperparatiroidismo,

- Síndrome de McCune-Albright, e

- Raquitismo hipofosfatémico.

Alguns doentes gravemente afectados podem apresentar disfunção hepática, cardíaca e gastrointestinal associada (ou seja, transaminases hepáticas elevadas, polipose gastrointestinal e cardiomiopatia). Disfunção gastrointestinal (ou seja, transaminases hepáticas elevadas, polipose gastrointestinal e cardiomopatia). A pigmentação cutânea é a manifestação extra-esquelética mais comum na displasia fibrosa e ocorre em mais de 50 por cento dos casos da forma poliostótica. A pigmentação cutânea na displasia fibrosa poliostótica é ipsilateral ao lado das lesões ósseas, uma caraterística que diferencia esta doença da pigmentação na neurofibromatose

As máculas pigmentadas ou manchas café-com-leite estão relacionadas com o aumento da quantidade de melanina nas células basais da epiderme. Tendem a estar dispostas num padrão linear ou segmentar perto da linha média do corpo, normalmente sobre a coluna lombar inferior, o sacro, as nádegas e a parte superior das costas. No pescoço e nos ombros, podem ocorrer lesões semelhantes nos lábios e na mucosa oral. A pigmentação pode ocorrer à nascença e, de facto, ocasionalmente precede o desenvolvimento de anomalias esqueléticas e endócrinas.

A associação de displasia fibrosa e mixoma intramuscular é uma doença rara conhecida como **síndrome de Mazabrauds**. Ambas as lesões tendem a ocorrer na mesma região anatómica. A relação entre a displasia fibrosa e o mixoma permanece pouco clara, embora tenha sido proposto um erro localizado subjacente no metabolismo dos tecidos para explicar esta coexistência ocasional. Os doentes com mixoma dos tecidos moles devem ser cuidadosamente examinados para detetar a presença de displasia fibrosa. Foi referido um maior risco de transformação sarcomatosa na displasia fibrosa com síndrome de Mazabrauds.

Apenas alguns casos de transformação maligna de lesões esqueléticas foram descritos no contexto da síndrome de McCane-AIbright. As neoplasias malignas neste leito incluem:

Síndrome de Osteosarco-McCune-AIbrigrit (mais comum).

- Síndrome de Chondrosarco-McCune-AIbright.

- Síndrome de Fibrosarco-McCune-AIbright.

- Síndrome de Liposarco-McCane-AIbright.

Estes tumores malignos ocorrem mais frequentemente no contexto da exposição à irradiação terapêutica. As mulheres podem ter um maior risco de cancro da mama, provavelmente devido à sua exposição prolongada a níveis elevados de estrogénio. A mutação subjacente do gene GS alfa também pode desempenhar um papel neste facto. Pelas mesmas razões, estes doentes também parecem ter um risco acrescido de cancro da tiroide e de tumores ósseos secundários. O raquitismo hipofosfatémico é outra complicação potencial que pode agravar a doença óssea associada à displasia fibrosa poliostótica. Enquanto estiverem a tomar suplementos de vitamina D e fósforo, os doentes com síndrome de McCune-Albright e raquitismo hipofosfatémico devem ser monitorizados de perto para detetar hipercalcemia e hiperparatiroidismo secundário.

Resultados laboratoriais.

Não há alterações significativas consistentes no cálcio ou fósforo séricos, embora o nível de fosfatase alcalina sérica esteja por vezes elevado. Foi registada uma secreção prematura da hormona folículo-estimulante hipofisária, bem como uma taxa metabólica basal moderadamente elevada.

Achados histológicos.

O osso afetado pela displasia fibrosa poliostótica apresenta áreas de metaplasia fibrosa no interior de ossos planos e tubulares. A anomalia básica nas lesões de displasia fibrosa é uma lesão fibrosa em expansão progressiva do mesênquima formador de osso. As lesões expandem-se tipicamente de forma concêntrica a partir da cavidade medular para o exterior (ou seja, em direção ao córtex). As lesões ósseas são bem definidas, embora invariavelmente não estejam encapsuladas. As lesões são ricas em fibroblastos fusiformes, com um aspeto em redemoinho no espaço medular e "línguas" de osso tecido dispostas de forma irregular. Podem também estar intercaladas ilhas de tecido cartilaginoso no interior das lesões. Algumas partes dos ossos afectados podem apresentar lesões císticas revestidas por células gigantes multinucleadas, semelhantes à ostite fibrosa cística (do hiperparatiroidismo grave), mas com uma escassez de osteoblastos.

Tratamento e prognóstico.

A síndrome de McCune-Albright é uma doença multissistémica com uma série de apresentações variáveis. A sua gestão é frequentemente difícil e exige uma abordagem multidisciplinar. Exceptuando o pequeno subgrupo de doentes que apresenta um aumento da mortalidade e aqueles que desenvolvem doenças malignas, a síndrome de McCune-Albright não está associada a um aumento significativo do risco de mortalidade. As deformidades associadas à displasia fibrosa poliostótica resultam em graus variáveis de morbilidade, desde ligeira a muito grave.[51,52,53,54]

QUERUBISMO

O querubismo é uma doença rara de hereditariedade autossómica dominante caracterizada por um aumento indolor, frequentemente simétrico, dos maxilares em resultado da substituição do osso por tecido fibroso. A doença é também designada por displasia fibrosa familiar dos maxilares, mas a investigação genética recente demonstrou que se trata de uma entidade distinta a nível molecular. Além disso, Lannon et al. mencionaram a necessidade de distinguir o querubismo do granuloma central de células gigantes e do tumor de células gigantes dos maxilares, com os quais tem uma falsa sinonímia.

Foi proposta uma patogénese molecular do querubismo, com a deteção de uma mutação no gene que codifica a proteína de ligação SH3 2 (SH3BP2) e a possível degradação do gene Msx-1, que está envolvido na regulação da interação mesenquimal durante a morfogénese craniofacial. Acredita-se que as diferentes manifestações clínicas do querubismo se devam ao facto de as alterações serem secundárias a mutações ou à penetrância incompleta.

O querubismo é normalmente diagnosticado em crianças com idades compreendidas entre os 2 e os 7 anos, observando-se uma exacerbação das suas manifestações nos primeiros 2 anos após o diagnóstico e uma estabilização ou mesmo regressão após a puberdade. Os rapazes são mais afectados do que as raparigas na proporção de 2: 1.

Apesar de raro, o querubismo faz parte do diagnóstico diferencial das doenças ósseas que acometem o complexo maxilomandibular e, por isso, o profissional deve ter conhecimento dessa doença. A teoria mais aceite em relação à patogénese do querubismo é a sua associação a um gene autossómico dominante, ou seja, herança familiar. No entanto, há relatos de casos em que não foi possível estabelecer critérios de hereditariedade, ou em que foi sugerido um padrão de hereditariedade autossómico recessivo. Para além dos factores genéticos, Caballero e Vinals indicaram outras possíveis causas para o querubismo, como alterações mesenquimatosas durante o desenvolvimento dos maxilares, uma origem odontogénica ou mesmo factores hormonais e traumáticos. Atualmente, sabemos que uma mutação no gene que codifica o SH3BP2 desempenha um papel na doença. Há indícios de que o gene SH3BP2 desempenha um papel na regulação do aumento das actividades dos osteoblastos e osteoclastos que são observadas na erupção dentária normal, e mutações pontuais no gene poderiam causar a ativação patológica dos osteoclastos. Silva et al. relataram a degradação do gene Msx-1, que está envolvido na regulação da interação mesenquimal durante a morfogénese craniofacial. Em contraste, Sarda et al. detectaram uma mutação pontual no local de ligação SH3 do gene SH3BP2, e Li e Yu observaram mutações no exão 9 do mesmo gene.

De acordo com Hyckel et al. o querubismo é um fenómeno localizável encontrado apenas nos maxilares com múltiplas ocorrências. Além disso, o processo associado à estrutura é uma ligação muito provável ao mecanismo patogénico. Os autores definiram o querubismo como uma alteração geneticamente determinada do desenvolvimento do germe dentário. Propuseram o modelo molecular da patogénese do querubismo que se baseia na interação entre um recetor perturbado (devido a mutação no SH3BP2) da proteína relacionada com a hormona paratireoide (PTHrP) com a atividade do gene Hox Msx 1. Assim, a cessação temporal e espacial dos sintomas clínicos é explicada por vias de transdução de sinal dependentes de SH3BP2 que interferem com a morfogénese da mandíbula. No estágio de capuz dos segundos e terceiros molares, não ocorre uma compartimentação espacial, necessária para o desenvolvimento dentário normal. Isto leva à desregulação da formação do osso mesenquimal e ao desenvolvimento de granulomas de células gigantes contendo osteoclastos.

CARACTERÍSTICAS CLÍNICAS E SINTOMAS

Os doentes com querubismo, geralmente do sexo masculino numa proporção de 2:1, apresentam as mesmas características clínicas: face aumentada devido ao inchaço dos maxilares que é bilateral na maioria dos casos, consistência óssea da lesão, mucosa intacta, má oclusão dentária, olhos virados para cima no caso de envolvimento maxilar e ausência de dor. Foi registada a presença concomitante de linfadenopatia cervical e/ou submandibular. Os primeiros sinais de manifestação da doença são geralmente observados por volta dos 2 anos de idade, seguidos de crescimento acelerado dos 8 aos 9 anos e interrupção espontânea após a puberdade. No entanto, Ashraf e Kalantar sugeriram que, tal como observado dos 3 aos 7 anos de idade, o crescimento pode ser mais ativo após a puberdade. Além disso, a idade de reconhecimento dos sintomas varia consoante a gravidade da doença e o grau de deformidade. Nos casos em que o início dos sintomas de querubismo ocorre após a puberdade, espera-se que o tempo de remissão do processo seja prolongado. Nos casos em que os sintomas clínicos são típicos do querubismo, o diagnóstico final deve basear-se nos achados radiográficos e na histologia, porque o quadro clínico do querubismo ao exame inicial é semelhante ao de outras lesões que causam aumento da mandíbula, como a osteosclerose autossómica dominante.

As alterações dentárias associadas ao querubismo incluem esfoliação precoce dos dentes decíduos, impactação e/ou deslocamento de dentes, que radiograficamente parecem flutuar em áreas radiolúcidas, conferindo o chamado "aspeto de dente flutuante". Além disso, observa-se erupção dentária ectópica, agenesia de dentes permanentes, principalmente dos segundos e terceiros molares, devido à involução dos seus germes, e reabsorção radicular dos dentes existentes. Estas alterações resultam em má oclusão, bem como em problemas de fonação e deglutição, sendo estes últimos exacerbados pelo achatamento ou inversão da fenda palatina.

ACHADOS RADIOGRÁFICOS

Radiograficamente, o querubismo é caracterizado por lesões expansivas radiolucentes, geralmente multiloculadas, claramente delimitadas por osso cortical e distribuídas bilateralmente nos quadrantes posteriores da mandíbula e/ou maxila. As alterações ósseas geralmente iniciam-se na região do ângulo e ramo ascendente da mandíbula, continuam para o corpo mandibular, deslocando o canal mandibular e, em alguns casos, estendendo-se até o processo coronoide. O envolvimento do côndilo é raro. Na maxila, o processo de lesão inicia-se na região da tuberosidade maxilar. Quando o processo se inicia na mandíbula, as lesões maxilares manifestam-se mais tardiamente. Em casos mais graves, a infiltração das cavidades orbitárias pode causar exoftalmia exacerbada e limitação dos movimentos oculares. As lesões do querubismo podem ser classificadas de acordo com a sua extensão: grau I, envolvimento bilateral do ramo ascendente da mandíbula; grau II, envolvimento bilateral do ramo ascendente da mandíbula e tuberosidade maxilar; grau III, envolvimento completo da maxila e mandíbula comprometendo os processos coronóides e côndilos.

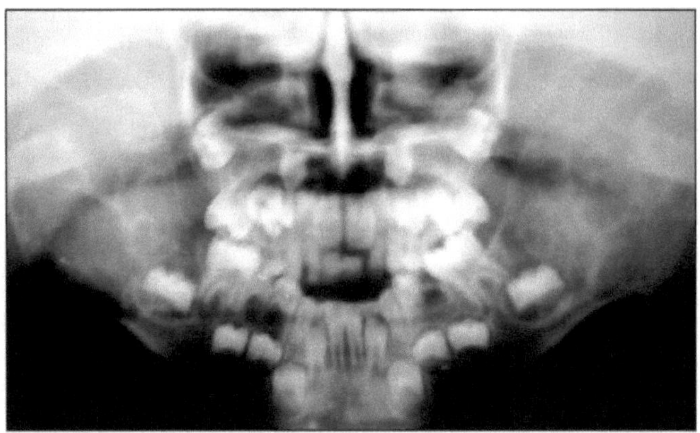

Observe o inchaço bilateral causado pela expansão relacionada com as lesões ósseas multiloculares do ângulo e do ramo ascendente da mandíbula e do processo coronoide

TRATAMENTO

Uma vez estabelecido o diagnóstico, deve ser avaliada a conduta terapêutica. As opções de tratamento incluem a espera pela estabilização e remissão espontânea da doença, a extração dentária nas áreas com alterações fibrosas, a osteoplastia estética dos maxilares afetados após a regressão da atividade da doença ou, no caso de comprometimento funcional, a curetagem das lesões e o tratamento com calcitonina. A política de aguardar a regressão da doença, seguida da avaliação da remodelação óssea fisiológica, é a mais recomendada. No entanto, ainda é incerto se esta abordagem é a mais eficaz, uma vez que apenas alguns casos de acompanhamento a longo prazo foram relatados e, na maioria dos casos, a curetagem ou a cirurgia de osteoplastia da mandíbula foi indicada precocemente. A curetagem tem sido sugerida como uma boa abordagem, uma vez que essa intervenção estimula a substituição óssea. Entretanto, em seu estudo original, Jones tratou dois meninos com curetagem bilateral e uma menina foi submetida à curetagem de um lado e extrações múltiplas de dentes do outro lado, não sendo observada diferença no resultado entre os dois lados. Segundo o autor, esse achado pode indicar que o querubismo está associado à odontogênese e que extrações múltiplas resolveriam o caso. Há um consenso geral de que, em casos extremos, nos quais funções importantes estão comprometidas, a intervenção cirúrgica deve ser realizada o mais cedo possível. A radioterapia foi abandonada como tratamento do querubismo devido ao risco potencial de osteoradionecrose ou mesmo de transformação maligna do processo resultando em osteossarcoma. Quando possível, o acompanhamento é sempre uma opção válida.

Um estudo de von Wowern acompanhou 18 pacientes a longo prazo e encontrou uma relação significativa entre o grau de querubismo e a expansão óssea vestibular máxima, bem como a idade para a normalização, e o grau de querubismo e o número de dentes em falta. Nenhum dos pacientes apresentou radiolucências ou sinais radiográficos de áreas escleróticas ou espessamento esclerótico do ramo mandibular. No mesmo estudo, não foram realizadas correções cirúrgicas maiores com remoção da parte principal do tecido lesionado em nenhum dos pacientes

DOENÇA DO PAGETS

A doença de Paget dos ossos (PDB, OMIM 602080) é uma perturbação crónica e focal do metabolismo ósseo que, normalmente, resulta em ossos aumentados e deformados numa (forma monostótica) ou mais (forma poliostótica) regiões do esqueleto. Afecta ambos os sexos, com uma ligeira predominância no sexo masculino, e é observada principalmente em adultos de meia-idade ou mais velhos. Os locais de doença são frequentemente assimétricos e envolvem mais frequentemente a pélvis, o fémur, a coluna lombar, o crânio e a tíbia (Fig. 1). A caraterística da doença a nível ósseo é um aumento da reabsorção óssea osteoclástica que é seguida por fibrose da medula óssea, aumento da vascularização e formação óssea aumentada, mas desorganizada, por osteoblastos. As fibras de colagénio recentemente depositadas são depositadas de forma desorganizada e não linear, criando o chamado osso tecido. Estas taxas excessivas e rápidas de degradação e formação óssea conduzem geralmente ao aumento do tamanho do osso, à deformidade e ao aumento do risco de fratura. A doença foi descrita pela primeira vez em 1876 por Sir James Paget e permaneceu uma condição quase intratável durante cerca de um século, desde a introdução de agentes anti-reabsortivos como a calcitonina e, posteriormente, os bisfosfonatos. É importante salientar que, nas últimas duas décadas, graças ao desenvolvimento da tecnologia, foram alcançados avanços notáveis quer nos mecanismos patogénicos quer na gestão clínica da doença.

Incidência

Esta doença afecta 3% dos americanos com mais de 55 anos de idade. Apenas 10% destas pessoas apresentam sintomas, e 20% das que apresentam sintomas têm complicações graves. A doença é relativamente comum na América do Norte, no Reino Unido e na Austrália, mas é rara na Escandinávia, em Espanha, em Itália e no Médio e Extremo Oriente. Os maxilares são afectados em 17% dos casos; a maxila é mais frequentemente afetada do que a mandíbula. No entanto, foram registados casos de envolvimento da mandíbula sem a maxila.

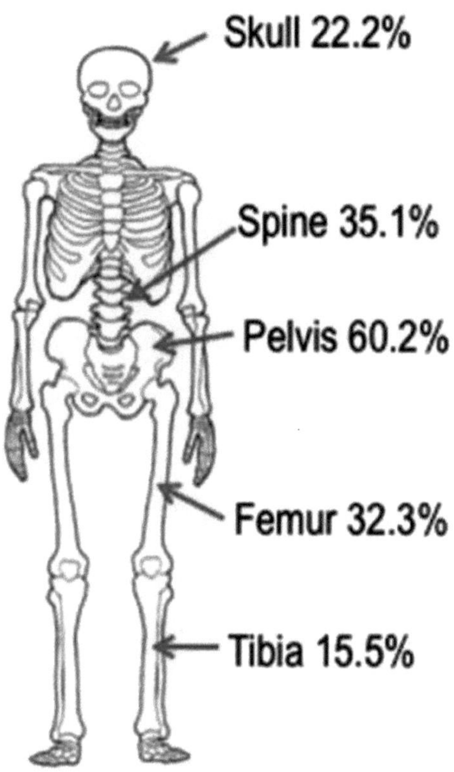

Principais locais do esqueleto afectados pelo APO numa grande coorte de 893 doentes do Registo Italiano de APO.

O envolvimento de um ou mais destes cinco locais foi evidenciado em 95% dos doentes.

PATOLOGIA

A caraterística peculiar e única dos ossos afectados pela doença é representada por uma atividade de remodelação óssea anormal e exagerada. Acredita-se geralmente que a principal anomalia celular na APO se encontra nos osteoclastos, enquanto os osteoblastos são intrinsecamente normais, embora tal não esteja provado de forma conclusiva. Os osteoclastos pagéticos são

A célula de osteoclastos pagéticos é uma célula que aumentou significativamente em número e em tamanho e contém até 100 núcleos por célula. Além disso, os precursores dos osteoclastos pagéticos são hiper-responsivos a diferentes factores osteoclastogénicos, como a 1,25-dihidroxi-vitamina D, o fator de necrose tumoral (TNF)- α ou o RANKL, e produzem quantidades aumentadas de interleucina 6 e de TAF12 RNA polimerase II, fator associado à proteína de ligação à caixa TATA (TBP), 20 kDa (TAF12), um coactivador VDR. O microambiente da medula óssea também parece ser anormal e tem uma maior capacidade de induzir a formação de osteoclastos em comparação com o microambiente normal da medula óssea. De um modo geral, a evolução da DRP segue três fases principais. Na fase inicial, designada por "fase osteolítica", predomina a reabsorção óssea e verifica-se um aumento concomitante da vascularização dos ossos afectados. Nesta fase, o equilíbrio do cálcio corporal pode ser negativo e o quadro radiológico típico é representado por uma lesão lítica em cunha ou em "lâmina de relva" num osso longo (por exemplo, fémur ou tíbia, que começa mais frequentemente na parte proximal e progride distalmente a cerca de 8 mm/ano), ou por osteoporose circunscrita, como se vê no crânio. Esta fase de reabsorção excessiva do osso pagético é seguida de perto por uma formação aumentada e caótica de osso novo que ocorre a uma velocidade seis a sete vezes superior à normal. Durante esta segunda fase da doença, o novo osso que é produzido é estruturalmente anormal, presumivelmente devido à natureza acelerada do processo de remodelação. As novas fibras de colagénio depositadas são depositadas de forma desorganizada e não linear e lamelar, criando o chamado osso tecido. Este padrão tecido não é específico da APO, mas reflecte apenas uma elevada taxa de renovação óssea, uma vez que também ocorre inicialmente nos ossos fetais ou após uma fratura. Com o tempo, a hipercelularidade no osso afetado pode diminuir, levando ao desenvolvimento de um mosaico pagético esclerótico e menos vascular, sem evidência de renovação óssea ativa. Esta é a chamada fase esclerótica ou "queimada" da doença. Tipicamente, todas estas três fases da doença podem ser observadas ao mesmo tempo em diferentes locais num único doente pagético. Embora a progressão da doença num determinado osso ocorra geralmente, o aparecimento súbito de novos locais de envolvimento alguns anos após o diagnóstico inicial não é comum.

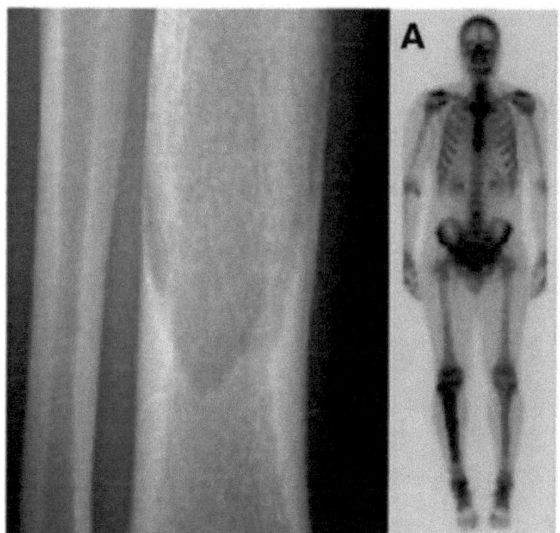

Imagens radiológicas e de cintigrafia óssea típicas de DRP na fase lítica. a Cintigrafia óssea e radiografia frontal da tíbia direita de uma mulher de 67 anos com DRP, as radiografias mostram uma área de osteólise em cunha bem definida na diáfise da tíbia e um aspeto de lâmina de relva.

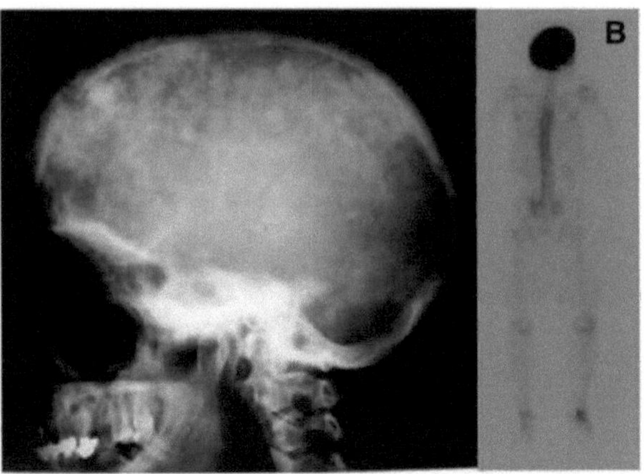

Cintilografia óssea e radiografia lateral do crânio de uma mulher de 65 anos com DRP; na radiografia podem ser observadas as áreas típicas de osteólise designadas por "osteoporose circunscrita

CARACTERÍSTICAS CLÍNICAS

Apresentação clínica e complicações

Muitos doentes que sofrem de DRP são assintomáticos, particularmente na fase inicial da doença. Esta situação é mais frequente atualmente, devido às tendências seculares com um declínio progressivo da gravidade da doença, sendo que mais de 50% dos doentes apresentam atualmente um envolvimento monostótico. Assim, numa elevada proporção de casos, a doença é diagnosticada incidentalmente, quando uma análise ao sangue revela um nível elevado de fosfatase alcalina (ALP) ou após um exame radiológico efectuado por outros motivos. Noutros casos, o diagnóstico de DRP é feito quando surgem deformações físicas (i.e., aumento do crânio ou arqueamento da tíbia) ou após o desenvolvimento de complicações A dor, nomeadamente a dor óssea localizada, é o sintoma mais comum que leva um doente com DRP ao médico. Numa revisão sistemática recente de 25 estudos sobre a APO, que relatam as características clínicas da APO, a dor óssea estava presente em cerca de 50% dos casos. Na DBP, a dor varia muito de doente para doente, dependendo da localização e da extensão da doença, e pode assumir muitas formas.

Pode resultar do aumento da vascularização, da distorção do periósteo devido a uma remodelação desorganizada ou de um foco de tensão mecânica. A primeira fase da DRP envolve o adelgaçamento do osso, que está a ser reabsorvido de forma agressiva. Este processo pode causar pequenas rupturas (microfracturas) no osso que são dolorosas, especialmente quando envolvem osso que suporta peso. Em alternativa, outra fonte de dor pode ser a irritação dos nervos que cobrem os ossos afectados. Os doentes com DRP descrevem normalmente a dor óssea como uma dor profunda, que é mais sintomática durante a noite e que pode diminuir durante o dia. Quando a DRP atinge a extremidade de um osso longo, a cartilagem pode degenerar. O arqueamento dos ossos longos, juntamente com o aumento e o amolecimento do osso subcondral, pode alterar as cartilagens articulares envolvidas. Além disso, quando os ossos pagéticos são deformados, as articulações adjacentes são afectadas. Ambas as condições resultam em osteoartrite, que é uma complicação comum da doença. Assim, a dor periarticular pode ser a caraterística de apresentação em até 50% dos casos. Afecta normalmente o osso em torno das principais articulações, como a anca e o joelho, bem como as da coluna vertebral, com estreitamento dos espaços articulares e formação de osteófitos. Além disso, quando os ossos são deformados, os músculos podem ter de trabalhar em ângulos anormais e trabalhar mais, causando dores musculares. Em alguns casos, a APO pode estar associada ao envolvimento do sistema nervoso central e periférico. Podem ocorrer vários distúrbios e síndromes neurológicos na APO quando esta envolve o crânio ou a coluna vertebral, em resultado da pressão exercida sobre o cérebro, a medula espinal ou os nervos pelos ossos pagéticos aumentados.

Complications of PDB

System	Complications	
	Common	Rare (< 1%)
Osteoarticular	Bone pain Bone deformity Osteoarthritis at adjacent joints Fractures	Spinal stenosis
Neurological	Hearing loss Tinnitus	Cranial nerve deficits Basilar impression Hydrocephalus Paraplegia, paraparesis Vascular steal syndrome
Metabolic	Hyperparathyroidism[a]	Hyperuricemia Hypercalcemia Nephrolithiasis
Cardiovascular		High output heart failure Generalized atherosclerosis Endocardial calcifications Aortic stenosis
Neoplastic		Sarcomas Giant cell tumor

Estas podem incluir cefaleias, demência, neuropatias cranianas, disfunção cerebelar, mielopatia, síndrome da cauda equina e radiculopatias. A dor associada a complicações do sistema nervoso pode afetar a cabeça, o pescoço, as costas e/ou as extremidades. A deformidade do crânio pode resultar no alargamento da abóbada, com um aspeto caraterístico, particularmente da testa (bossagem frontal) ou do maxilar (leontiasis osseum). Também pode ocorrer invaginação basilar. Não resulta em alterações visíveis exteriormente, mas é radiologicamente aparente e pode causar sintomas devido a hidrocefalia ou compressão do tronco cerebral. Os nervos cranianos podem ficar comprimidos à medida que emergem dos seus forames junto ao osso pagético, e os nervos auditivo e ocular parecem estar particularmente em risco. Estas alterações ocorrem geralmente em associação com características radiológicas óbvias de envolvimento do crânio e podem estar associadas a deficiência auditiva e/ou visual. Foi descrita perda auditiva irreversível em até 13% dos pacientes.

PATOGENESE

Apesar dos notáveis progressos ocorridos nas últimas duas décadas, os mecanismos patogénicos são constituídos por factores genéticos e ambientais.

Outra hipótese é que a versão genética da doença representa apenas um grupo de doentes e que os outros casos têm uma forma de DRP que tem origem na exposição a um ou mais factores ambientais. Além disso, também foram descritas doenças ósseas hereditárias raras que apresentam uma sobreposição fenotípica com a DRP clássica, na medida em que também são caracterizadas por um aumento da renovação óssea, deformidade óssea e concentrações séricas elevadas de ALP. Estas doenças relacionadas com a DRP incluem a DRP juvenil (JPD), a DRP de início precoce, a osteólise expansiva familiar (FEO), a hiperfosfatasia esquelética expansiva (ESH) e a síndrome de miopatia de corpos de inclusão com DRP e demência frontotemporal (IBMPFD, mais recentemente definida como multissistemopatia). Nestas doenças, foi identificado um agrupamento familiar mais claro.

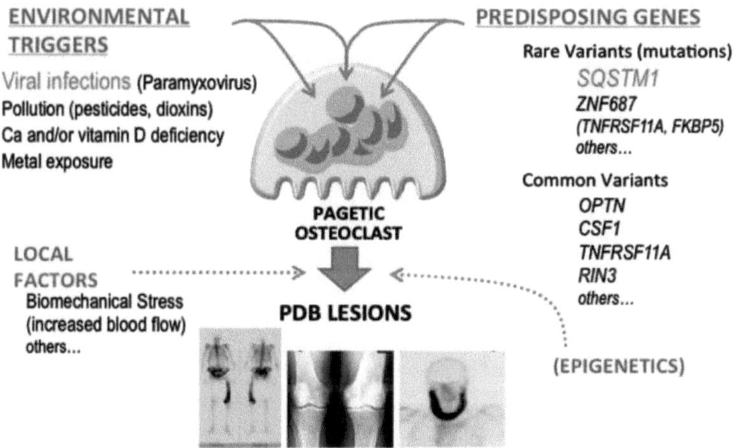

Modelo para a patogénese da PDB que inclui a contribuição de factores ambientais e genéticos. Uma possível interação com factores locais (p. ex., aumento do fluxo sanguíneo) e/ou factores epigenéticos (p. ex., metilação do ADN, modificação das histonas, microARNs ou ARNs longos não codificantes) pode também ser necessária para explicar a natureza focal da doença.

<u>**Genes associated with PDB**</u>

Gene (protein)	Effect
SQSTM1 (p62)	Mutations cause sporadic (10%) and familial (40%) PDB
ZNF687 (zinc finger prot. 687)	Mutations cause severe PDB associated with giant cell tumor degeneration
TNFRSF11A (RANK)	Mutations cause early onset PDB (rare); common variants predispose to PDB
FKBP5 (FK506-binding protein 51)	Mutation cause early onset PDB (single pedigree reported)
CSF1 (M-CSF1)	Common variants predispose to PDB
OPTN (optineurin)	Common variants predispose to PDB
RIN3 (ras rab interactor 3)	Common variants predispose to PDB
TM7SF4 (DCSTAMP)	Common variants predispose to PDB

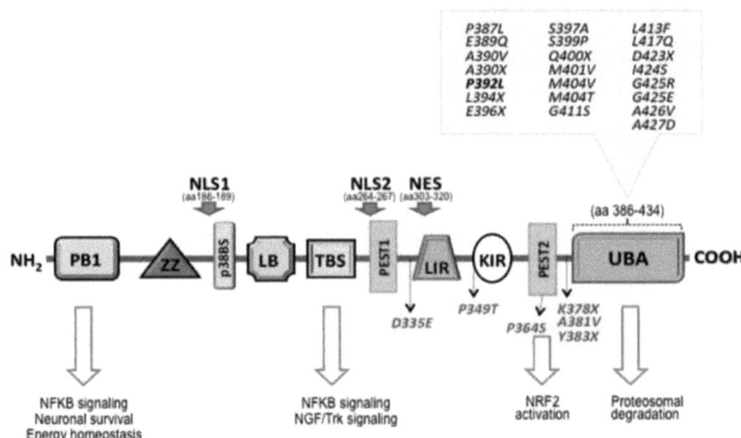

Distribuição das mutações SQSTMl associadas ao PDB e aos domínios funcionais da proteína p62/SQSTM1. A maioria das mutações registadas localiza-se no domínio UBA (como indicado na caixa) e poucas fora do domínio UBA (indicado a azul). Os domínios funcionais incluem um domínio Phox e Bem1p (PB1), um dedo de zinco atípico (ZZ), 2 sinais de localização nuclear (NLS1 e NLS2), uma sequência de ligação à p38 (p38BS), uma região de ligação à proteína Lim (LB), uma sequência de ligação ao TRAF6 (TBS) que é relevante para a ativação do NFKB, 2 sequências PEST, um sinal de exportação nuclear (NES), uma região de interação com LC3 (LIR), um domínio KIR e um domínio de ligação à ubiquitina (UBA) com terminal carboxi

TRATAMENTO

Uma vez que na DRP o aumento da taxa de reabsorção óssea permanece associado a um aumento paralelo da formação óssea, é suficiente suprimir a atividade dos osteoclastos e a reabsorção óssea para restaurar as taxas de remodelação óssea para o normal. Assim, os agentes anti-reabsortivos são o tratamento de eleição para esta doença. A primeira terapia eficaz para a DRP foi a calcitonina, introduzida em 1968. No entanto, os efeitos deste fármaco na atividade bioquímica e no alívio dos sintomas são incompletos e de curta duração, pelo que foi rapidamente ultrapassado pelos bisfosfonatos. Embora estes fármacos também possam reduzir a dor óssea, tal como demonstrado por uma meta-análise recente de estudos controlados por placebo, pode ser necessário um tratamento sintomático com agentes analgésicos ou anti-inflamatórios em alguns doentes. Além disso, a suplementação com cálcio e vitamina D deve ser recomendada para além da terapêutica anti-reabsortiva, uma vez que a hipocalcemia e o hiperparatiroidismo podem ser comuns após a supressão da renovação óssea.

Regimes de bifosfonatos mais utilizados no APO

Bisphosphonate	Administration route	Suggested regimen
Alendronate	Oral (daily)	40 mg/day for 6 months
Risedronate	Oral (daily)	30 mg/day for 2 months
Pamidronate	Intravenous	30–60 mg/day intravenously for 3 consecutive days (multiple treatment courses can be required)
Ibandronate	Intravenous	6–12 mg intravenously by single infusion
Neridronate	Intravenous/intramuscular	200 mg intravenously (administered as 100 mg in 2 consecutive days) 25 mg/weekly intramuscular for 2 months
Zoledronate	Intravenous	5 mg intravenously by single infusion

CIRURGIA

Apesar dos progressos notáveis no tratamento farmacológico, as deformações ósseas e as complicações da APO podem frequentemente exigir intervenções cirúrgicas, como a osteotomia, a fixação de fracturas ou a substituição de articulações, em caso de osteoartrite avançada. As indicações gerais para estes procedimentos são semelhantes às seguidas em doentes que sofrem dos mesmos problemas na ausência de DRP. No entanto, os dados disponíveis, provenientes de relatórios de observação e da experiência clínica, sugerem que a complexidade da intervenção cirúrgica ou o risco de complicações relacionadas (por exemplo, união tardia ou afrouxamento da prótese) podem ser maiores na APO, devido à deformidade e ao fluxo sanguíneo excessivo dos ossos afectados. Assim, é necessário um planeamento cirúrgico cuidadoso. A este respeito, foi sugerida a utilização de um tratamento preventivo com bifosfonatos para suprimir a atividade da doença e, possivelmente, prevenir a ocorrência destas complicações. A intervenção neurocirúrgica também pode ser necessária em caso de paraparesia ou paraplegia após estenose espinal. Neste contexto, contudo, o tratamento imediato com um agente anti-reabsortivo potente deve ser preferido como opção de primeira linha, uma vez que os sintomas neurológicos podem estar frequentemente relacionados com o roubo vascular na presença de uma lesão pagética ativa e, por conseguinte, podem melhorar após a supressão farmacológica da atividade da doença

OSTEOSARCOMA

INTRODUÇÃO

O osteossarcoma, designado por sarcoma osteogénico, é o tumor ósseo maligno primário mais comum, excluindo os tumores de células plasmáticas. Envolve habitualmente o esqueleto apendicular. Representa aproximadamente 15% de todos os tumores ósseos primários confirmados por biópsia. Nos maxilares, o comportamento biológico do OS difere dos tumores que envolvem os outros ossos do esqueleto: a idade média de início é 10-20 anos mais tarde do que nas lesões esqueléticas, as variáveis histopatológicas são mais favoráveis, as metástases à distância ocorrem com menos frequência e as taxas de sobrevivência são mais elevadas.

O SO dos maxilares difere nos seguintes aspectos do encontrado noutros ossos:

1. A idade média de início situa-se entre a terceira e a quarta década, cerca de uma década mais tarde do que o observado noutros ossos.Error! Fonte de referência não encontrada.

2. As lesões dos maxilares têm menos tendência para metastizar.

3. O prognóstico é melhor para as lesões dos maxilares.

O SO metastiza quase exclusivamente por disseminação hematogénica. As metástases pulmonares, as mais comuns, são frequentemente encontradas na autópsia. O envolvimento dos gânglios linfáticos é raro. O tipo juxtacortical é uma variante rara que pode ser subdividida em tipos periosteal e periosteal. O tipo periosteal é mais maligno e radiolucente do que o periosteal.

ETIOPATOGÉNESE

Existem inúmeras variantes de osteossarcoma dos ossos maxilares, mas estas são geralmente classificadas em dois tipos: primário e secundário. A etiologia do tipo primário é desconhecida; pode dever-se a influência genética ou a outros factores ambientais. Os sarcomas osteogénicos craniofaciais secundários ocorrem em doentes idosos com doença de Paget esquelética, displasia fibrosa do osso e como sequela tardia de irradiação craniofacial. Foram atribuídos vários factores de risco para a causa do osteossarcoma, incluindo o rápido crescimento ósseo, uma vez que a incidência aumenta durante o surto de crescimento na adolescência e devido à localização típica do tumor perto da placa de crescimento metafisário dos ossos longos. Contudo, o osteossarcoma dos maxilares atinge o seu pico uma ou duas décadas após a adolescência, o que exclui o crescimento ósseo rápido como principal fator etiológico. Foram incriminados factores ambientais, como a radiação ionizante e o óxido crómico, um agente radioativo de digitalização.

Mutações genéticas no gene supressor de tumores P53 e mutações no gene do retinoblastoma têm sido apontadas como outros factores etiológicos. Em doentes mais idosos, esta lesão tem sido encontrada secundária a lesões ósseas benignas, como a doença de Paget e a displasia fibrosa.

<u>**Classificação do osteossarcoma**</u>

I.	Classic
	A. Osteoblastic.
	B. Chondroblastic.
	C. Fibroblastic.
II.	Telangiectatic
III.	Small cell
IV.	Giant cell
V.	Spindle cell
VI.	Periosteal
VII.	Parosteal

VARIANTES DO OSTEOSSARCOMA

Types	Clinical features	Histopathology
Multifocal	Divided into synchronous and asynchronous	
a. Synchronous	Pulmonary metastasis absent	Osteoblastic with high grade histology
	Childhood form most common confined to medullary cavity	Adult form usually better differentiated
	Adult form less common with mean 37 years	Lesions discovered within 6 months of each other
		Often symmetric appearance with similar size. Osseous metastases rare
b. Asynchronous	Develop less than 24 months after the initial lesion	
Telangiectatic	0.4-12 per cent of all osteosarcomas, is seen commonly in adolescence and early adulthood	Contains large blood filled spaces
	Pathologic fractures seen in 25 per cent of cases	
	May be confused radiographically with an aneurysmal bone cyst or giant cell tumor	
	Hemorrhagic and necrotic areas seen in tumor	
Small cell	1-4 per cent of all osteosarcomas	Small round cells with at least focal osteoid
	Presentation similar to conventional osteosarcomas	Focal hemangiopericytoma like pattern may be common
	70 per cent in first or second decades of life	May have Ewing's sarcoma like pattern in 2/3 of cases and lymphoma like pattern in 1/3 of cases
	90 per cent have at least focal osteoblastic features	
Intraosseous well-differentiated	1-2 per cent of osteosarcomas	Well-differentiated mature appearing bone with small central osteocytes within fibroblastic stroma with mild atypia
	Peak incidence third decade	Mitotic figures 1-2/10 high power field
	Metaphyseal regions of long bones are commonly affected site	
	In radiographs, 85 percent cases appear as central medullary lesions	
Intracortical	Very rare	Osteoblastic sclerotic tumors
	Diaphyses of lower extremity long bone	
	Radiographically presents as intracortical radiolucency surrounded by sclerosis	
Periosteal	< 2 per cent of osteosarcomas	Chondromatous foci predominate with focal malignant osteoid
	Subtype of surface osteosarcomas	
	Occurs in older patients	
	Predilection for diaphyseal region of long bones	
	Arises from cortex but usually encircles the bone	
	Located on the external surface of the cortex and extends into the surrounding soft tissue	
	May not invade the medullary cavity	
Paraosteal	5 per cent of all osteosarcomas	Long narrow trabeculae or ill-defined islands of osteoid and woven bone separated by fibrous stroma
	Can be seen in childhood or adulthood	Trabeculae may undergo maturation resulting in the formation of lamellar bone
	Arises from juxtacortical region of the long bones	Spaces between bony trabeculae filled with spindle cells with minimal cytologic atypia
	Striking predilection for distal femur, especially the posterior aspect	May contain foci of dedifferentiation and these tumors have very poor prognosis.
	Dense mushroom shaped mass attached to the outer metaphyseal cortex by broad base	

Types	Clinical features	Histopathology
High-grade surface	Arises from outer cortex of the bone with minimal intramedullary expansion	
	Involves diaphyseal, diaphyseal-metaphyseal regions, distal femur most common site of occurrence	
	Very rare	
	Median 20 years	
	Partially mineralized mass attached to outer cortical surface with some cortical erosion	
	High grade neoplasms with microscopic foci of intramedullary extension in 60 per cent of cases	

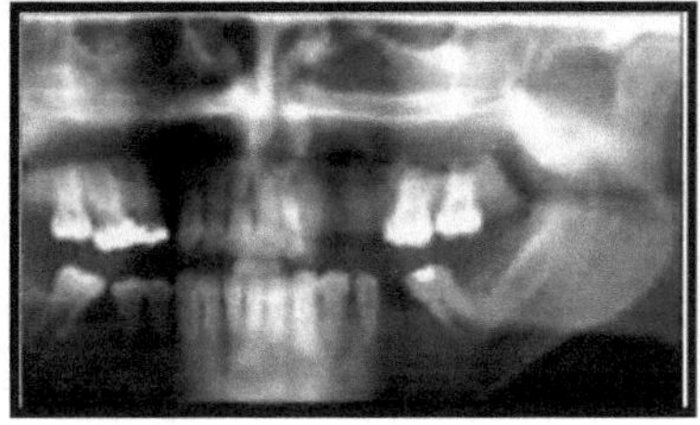

PREPARAÇÃO E NIVELAMENTO

A celularidade é o critério mais importante utilizado para a classificação histológica. Em geral, quanto mais celular for o tumor, mais elevado é o seu grau. A irregularidade dos contornos nucleares, o alargamento e a hipercromasia dos núcleos estão correlacionados com o grau. As figuras mitóticas e a necrose são características adicionais úteis na classificação. O estadiamento incorpora o grau de diferenciação, bem como a disseminação local e à distância, a fim de estimar o prognóstico do doente. O sistema universal de estadiamento TNM não é habitualmente utilizado para os sarcomas devido à sua raridade em metastizar nos gânglios linfáticos. O sistema mais frequentemente utilizado para o estadiamento formal dos sarcomas ósseos é conhecido como sistema de Enneking. Baseia-se no grau (G) do tumor, na extensão local do tumor primário (T) e no facto de ter ou não metástases para os gânglios linfáticos regionais ou outros órgãos (M).

O grau é dividido em baixo grau (G1) e alto grau (G2). A extensão do tumor primário é classificada como intracompartimental (T1), o que significa que permaneceu basicamente no local, ou extracompartimental (T2), o que significa que se estendeu a outras estruturas próximas. Os tumores que não se espalharam para os gânglios linfáticos ou outros órgãos são considerados M0, enquanto os que se espalharam são M1. Em resumo, os tumores de baixo grau estão no estádio I, os tumores de alto grau estão no estádio II e os tumores metastáticos (independentemente do grau) estão no estádio III.

Classificação e estadiamento dos osteossarcomas

Stage	Grade	Tumor	Metastasis
IA	G1	T1	M0
IB	G1	T2	M0
IIA	G2	T1	M0
IIB	G2	T2	M0
IIIA	G1 or G2	T1	M1
IIIB	G1 or G2	T2	M1

TRATAMENTO

A ressecção radical ampla é o tratamento de escolha para o osteossarcoma dos maxilares com margens de 1,5-2 cm. Por vezes, pode ser necessário recorrer a cirurgia e a quimioterapia e radioterapia adjuvantes. A presença de micro metástases determina a necessidade de terapia adjuvante. Na mandíbula, a hemimandibulectomia é geralmente preferida. A maxilectomia é difícil de realizar devido ao envolvimento de estruturas adjacentes como o seio maxilar, a fossa pterigopalatina e a fossa orbital. Foi descrita uma maxilectomia inferior subtotal para determinadas neoplasias malignas localizadas no rebordo alveolar, no palato e envolvendo o pavimento antral. Foram prescritos obturadores para o defeito criado. Os obturadores podem ser divididos em três classes: cirúrgicos, pós-cirúrgicos e definitivos. Os obturadores cirúrgicos são aqueles que são colocados no momento da cirurgia. Os obturadores pós-cirúrgicos são as próteses que são colocadas imediatamente após a remoção do tampão, utilizadas até que a contratura dos tecidos seja mínima e antes da colocação do obturador definitivo. São concebidos com a utilização de um molde pré-operatório que é modificado para ter em conta as áreas ressecadas. O tempo entre o tamponamento, a remoção e a colocação do obturador deve ser mínimo, uma vez que a contração dos tecidos e o edema alteram rapidamente a forma do defeito, dificultando a inserção do obturador. O obturador definitivo é projetado quando a visão cirúrgica está estável, aproximadamente 3-12 meses após a cirurgia definitiva.

A utilização da quimioterapia como adjuvante no tratamento dos osteossarcomas do osso longo foi relatada pela primeira vez por Jaffe, que utilizou o metotrexato como fármaco anticancerígeno. Desde então, tem sido utilizada a maioria dos agentes quimioterapêuticos, como a doxorrubicina, a cisplatina e a adriamicina. Rosen et al verificaram um aumento de 15% para 60-80% na taxa de sobrevivência a 5 anos dos doentes que sofrem de osteossarcoma quando a quimioterapia foi utilizada como adjuvante da cirurgia. Segundo Nissanka et al, a taxa de sobrevivência a 5 anos com quimioterapia adjuvante foi de 83,3%, enquanto Mardinger et al não encontraram alterações significativas no prognóstico. Estes resultados controversos podem dever-se à diversidade de regimes quimioterapêuticos utilizados com diferentes agentes, dosagens e intervalos.

Smeele et al investigaram o valor da quimioterapia no tratamento do osteossarcoma craniofacial, analisando 201 casos revistos. Verificaram que as taxas de sobrevivência global e livre de doença melhoraram significativamente com a quimioterapia. Raymond et al relataram 33% de sobrevida em 5 anos para pacientes tratados com quimioterapia adjuvante e cirurgia e 41% de sobrevida livre de doença em 5 anos para aqueles tratados apenas com cirurgia. A radioterapia deve ser confinada para o tratamento de tumores residuais, recorrentes e irressecáveis.

Num estudo, amostras de medula óssea e de sangue periférico de 60 doentes com suspeita de sarcoma ósseo foram examinadas quanto à presença e ao número de células micrometastáticas de osteossarcoma através de um ensaio de deteção imunomagnética sensível, utilizando em paralelo dois anticorpos associados ao osteossarcoma. Quarenta e nove dos doentes tinham osteossarcoma e, destes, 31 (63%) tinham células tumorais na medula óssea, em muitos casos com um elevado número de células. Apenas quatro (8%) foram positivos também no sangue. Os dados demonstraram o potencial clínico deste método imunomagnético na deteção de metástases no osteossarcoma.

DISPLASIA CEMENTO-ÓSSEA

Os maxilares podem ser afectados por várias lesões não neoplásicas que contêm cemento. Coletivamente, estas são designadas por displasias cemento-ósseas. Nestes casos, o termo displasias é utilizado para designar o desenvolvimento anormal e não para implicar qualquer sentido de pré-malignidade. Presume-se que todas são derivadas do ligamento periodontal e todas partilham certas características clínicas, radiográficas e até histológicas. Por conseguinte, o diagnóstico não pode ser efectuado apenas com base em qualquer um destes parâmetros individuais. Em vez disso, uma conclusão final só deve ser formulada após a correlação e integração de todos os dados relevantes.

Estes são classificados em:

1. Displasia Cemento Osséa Focal

2. Displasia cementária periapical

3. Displasia do cimento ósseo florido

DISPLASIA CEMENTÁRIA PERIAPICAL

1. Características clínicas

2. Etiologia e patogénese

3. Características histopatológicas

4. Características radiológicas

5. Tratamento e prognóstico

6. Diagnóstico diferencial

A displasia cemento-óssea periapical (DCOP) foi descrita como um FOL reativo ou displásico na área dentária, presumivelmente de origem no ligamento periodontalError! **Reference source not found.** ou de etiologia desconhecida. A Organização Mundial de Saúde (OMS), na sua Tipificação Histológica de Tumores Odontogénicos (1992), referiu-se à PCOD como displasia cementária periapical (PCD)[20] e classificou a PCD como um tipo de displasia cemento-óssea sob lesões ósseas não neoplásicas. Outros nomes para PCOD encontrados na literatura são: cementoma, displasia cementária perirradicular, displasia fibrosa perirradicular, osteofibrose perirradicularError! **Fonte de referência não encontrada.** , displasia fibrosa periapical **Error! Fonte de referência não encontrada.** e osteofibrose periapical.**Error! Fonte de referência não encontrada.** Em 1956, Hamilton B.G. Robinson descreveu lesões semelhantes como displasia óssea periapical.**Error! Fonte de referência não encontrada.**

Incidência

0,5 % em 889 mulheres negras de meia-idade escolhidas aleatoriamente.

Apresenta-se em adultos jovens e de meia-idade. A idade média registada é de 39 anos. Verifica-se uma elevada proeminência do género, com mais de 90% dos casos a ocorrerem em mulheres. Existe também uma predominância racial. A maioria dos casos ocorre em negros. Os asiáticos também são afectados, mas em menor grau. Uma minoria dos casos ocorre em brancos.

Características clínicas

Embora a DCP seja a lesão cementária mais frequentemente encontrada, continua a ser uma doença relativamente pouco comum. Os resultados das primeiras investigações revelaram um total de 54 exemplos de DCP numa análise combinada de 20.500 radiografias orais. Isto representa aproximadamente 2,6 casos por 1000 pacientes. Vários estudos demonstraram uma preponderância de casos entre as mulheres, variando a incidência de 71 a 100%. Os negros são mais frequentemente afectados do que os brancos. Uma análise de 350 casos revelou uma idade média de 42,5 anos e uma variação de 1482 anos. Raramente é observada em pessoas com menos de 25 anos de idade e praticamente nunca em pessoas com menos de

20 anos. Exceto nos casos em que a DCP se localiza perto do nervo mental, onde pode causar dor ou parestesia, esta condição é assintomática e não produz expansão dos maxilares. A sua presença, portanto, é determinada após exames radiográficos dentários. Os perfis hematológicos e bioquímicos estão dentro dos limites normais

Etiologia e patogénese

A displasia cementária periapical (DCP), anteriormente referida como cementoma, tem uma etiologia obscura e um potencial de crescimento limitado. O trauma não parece ser um fator inicial para essa condição, que frequentemente ocorre em áreas não sujeitas a lesões. Por exemplo, abaixo dos dentes anteriores da mandíbula. Por outro lado, raramente é visto acima dos dentes anteriores do maxilar, uma área que é especialmente propensa a lesões. A possibilidade de uma relação com alguma doença sistémica subjacente foi excluída pelos estudos de Stafne. Fontaine e Zegarelli et al. embora uma predisposição familiar tenha sido relatada por Thakkar et al.

Independentemente da causa, acredita-se que a lesão inicial da DCP ocorra como resultado de uma proliferação das principais fibras do ligamento periodontal na região apical da raiz de um dente. Thoma descreveu três estágios no desenvolvimento dessa entidade. O primeiro estágio **osteolítico** é caracterizado pela proliferação das principais fibras do ligamento periodontal, resultando na destruição e substituição do osso contíguo por uma massa bem circunscrita de tecido conjuntivo fibroso que pode ou não conter pequenos ninhos isolados de cemento e/ou osso. No segundo estágio **Cementoblástico**, ilhas maiores de cemento ou osso são depositadas dentro do estroma fibroso. O terceiro estágio **maduro** é caracterizado pela fusão dos ninhos de cemento ou osso previamente formados, resultando na formação de uma massa calcificada. Estima-se que este processo de calcificação possa durar de 1 a 20 anos ou de 3 a 10 anos. Em alguns casos, no entanto, a lesão pode permanecer estática ou mesmo regredir.

Radiografia e histopatologia.

Uma vez que a calcificação progressiva é uma caraterística inerente à DCP, a aparência roentgenográfica depende do estágio de desenvolvimento no momento da descoberta. A lesão pode ser única ou múltipla e os incisivos e caninos inferiores são, de longe, os dentes mais comumente afetados. Como regra geral, a DCP raramente excede 1 cm de diâmetro e, em todos os casos, os dentes respondem normalmente a estímulos elétricos e térmicos. A tabela resume os achados radiográficos, juntamente com as características histológicas correspondentes associadas a cada um dos vários estágios da DCP.

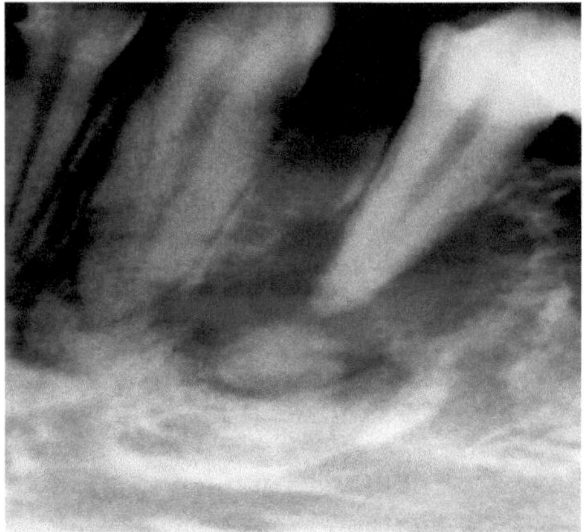

Estádio I: radiolucência do *osso* que rodeia os ápices dos dentes. O espaço do ligamento periodontal está intacto. Os dentes são vitais.

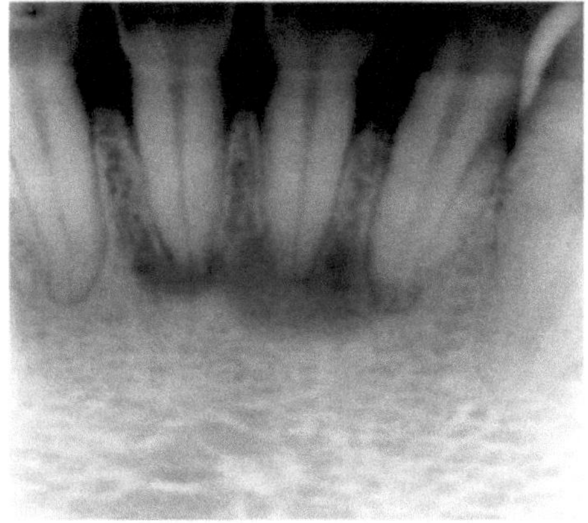

Estágio II: lesão-alvo - desenvolve-se opacificação no centro das radiolucências. Os dentes são vitais.

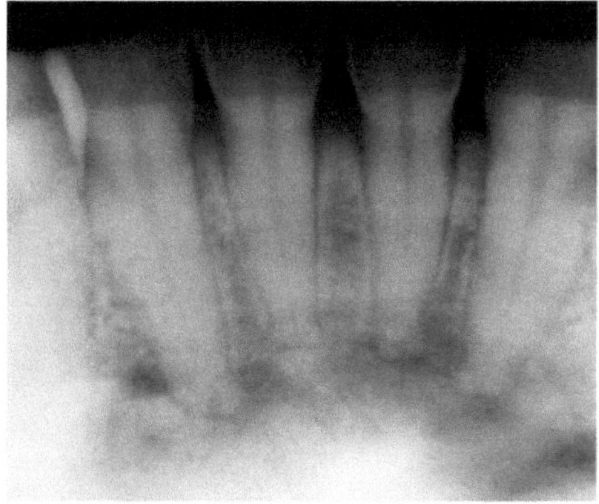

Fase III: pacificação homogénea, mas note que os espaços do ligamento periodontal ainda estão intactos.

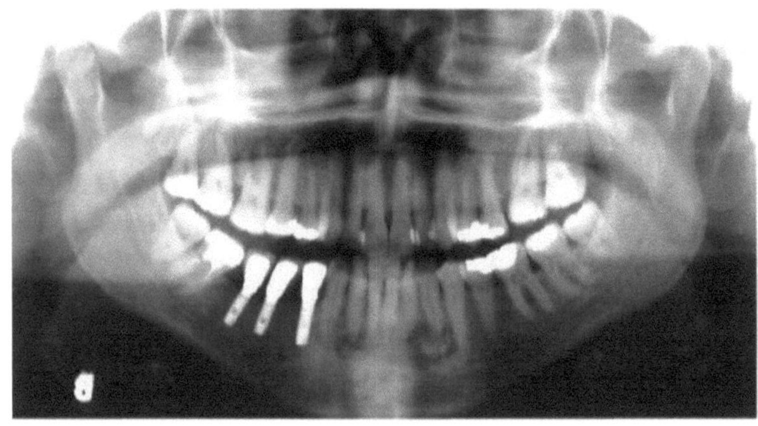

Características radiográficas e histopatológicas da displasia cementária periapical Lesão extensa na região anterior da mandíbula na radiografia panorâmica

Stage	Radiographic appearance	Histopathological features
Osteolytic	Well-defined periapical Radiolucency.	Fibrous connective tissue. Fibroblasts, occasional blood vessels. and possible small, isolated spherules of cementum or osteoid bone.
Cementoblastic	Periapical lesion that is partly radiolucent and partly radiopaque. Calcification usually begins in the center of the lesion.	Fibrous stroma, cement oblasts or osteoblasts, and coalescing islands of cementum or osteoid or bone.
Mature	Regular or irregular homogeneous radiopaque mass surrounded by a radiolucent line that separates it from the root apex.	Scant fibrous stroma containing large, irregular masses of cementum or bone.

Tratamento e prognóstico

Dada a natureza inofensiva e autolimitada da DCP, a excisão cirúrgica não é necessária. De igual importância é a constatação de que não está indicada a extração do dente nem a intervenção endodôntica, uma vez que não há perda de vitalidade pulpar. Lesões isoladas numa situação clínico-radiológica menos típica podem exigir uma biopsia para excluir um processo patológico mais significativo.

Diagnóstico diferencial

Na fase inicial (osteolítica), o PCO aparece como uma radiolucência bem definida no ápice de uma raiz. Por conseguinte, é bastante semelhante ao granuloma periapical e ao quisto periapical. Nestas últimas condições, o dente associado não reage aos testes de vitalidade. Na PCD, por outro lado, obtém-se sempre uma resposta normal. A fase tardia (madura) da DCP pode ser mal interpretada como hipercementose ou osteomielite esclerosante focal crónica (osteíte condensante). Como já foi referido, na hipercementose o excesso de cimento é depositado ao longo das superfícies laterais da raiz dentro dos limites do ligamento periodontal. Como resultado, o cemento adicional forma uma parte integral do dente, em contraste com a DCP, na qual a massa radiopaca é separada da raiz por um estreito halo radiolúcido. Essa separação da massa radiopaca da raiz também serve para distinguir a DCP de um cementoblastoma benigno. A presença do limite radiolúcido também diferencia a DCP da osteíte condensante, na qual a massa esclerótica tende a misturar-se com o osso circundante. Quando estão presentes múltiplas lesões maduras, estas podem dar uma aparência de algodão análoga à observada na doença de Paget. No entanto, nem o aumento dos maxilares nem a elevação dos fosfatos alcalinos séricos, que são característicos dessa doença, são observados na PCD.[55,56,57,58]

<u>**DISPLASIA CEMENTO-ÓSSEA FOCAL**</u>

a. Características clínicas

b. Etiologia e patogénese

c. Características histopatológicas

d. Características radiológicas

e. Tratamento e prognóstico

f. Diagnóstico diferencial

Características clínicas

Um estudo de 221 casos mostrou que a maior incidência ocorreu na quarta e quinta décadas (idade média de apresentação, 37,8 anos). Oitenta e oito por cento foram encontrados em mulheres. Em termos absolutos, os pacientes brancos foram afectados duas vezes mais do que os negros, mas, em termos relativos, os negros demonstraram uma maior suscetibilidade. Em três quartos dos casos, a mandíbula posterior foi a localização preferida, muitas vezes no local de uma extração anterior.

A DQO focal é carateristicamente assintomática. No entanto, por vezes desenvolvem-se quistos ósseos simples (traumáticos) a partir desta lesão ou em conjunto com ela, caso em que se torna evidente um ligeiro aumento da área. Os factores subjacentes à sua evolução são desconhecidos.

Etiologia e patogénese

A displasia cemento-óssea focal (DCF) foi definida e classificada pela primeira vez como uma entidade separada por Waldron, em 1985. Atualmente, considera-se que ocupa uma posição entre a DCP e a displasia cemento-óssea florida (difusa) ou que representa, de facto, a manifestação inicial desta última condição. A etiologia e a patogénese precisa são desconhecidas, mas pensa-se que se trata de uma lesão reactiva.

Radiografia

A FCOD pode ser observada em áreas dentadas ou edêntulas e é totalmente radiolúcida, mista ou completamente radiopaca. Por vezes, está presente um rebordo esclerótico. As lesões císticas acompanhantes são relativamente bem delineadas com margens escleróticas ou líticas.

Histopatologia

Ao exame macroscópico, o FCOD é constituído por fragmentos hemorrágicos e grosseiros que são curetados com algum grau de dificuldade. Histologicamente, é composto por fibroblastos fusiformes intercalados por feixes de colagénio e numerosos pequenos vasos sanguíneos. No interior desta matriz encontram-se trabéculas irregulares de osso ou cemento. Grandes áreas de hemorragia estão presentes na periferia dos fragmentos. São observadas muito poucas células inflamatórias.

Tratamento e prognóstico

Uma vez estabelecido o diagnóstico, geralmente por avaliação microscópica de fragmentos curetados, não é necessário qualquer tratamento. No entanto, o acompanhamento é necessário porque foi observada a progressão para uma displasia cemento-óssea florida. Quando são encontrados cistos concomitantes, é necessária uma exploração cirúrgica para estabelecer o diagnóstico, e a lesão é subsequentemente submetida a curetagem.

Diagnóstico diferencial

Embora Summerlin e Tomich considerem que o FCOD e a PCD representam o mesmo processo patológico, pelo menos duas diferenças distintivas podem ser identificadas: (a) a FCOD ocorre frequentemente em áreas edêntulas e dentadas, enquanto a PCD é sempre encontrada apicalmente aos dentes; e (b) a propensão absoluta para mulheres negras demonstrada pela PCD não é observada na FCOD.

A diferenciação com o fibroma ossificante pode ser difícil. No entanto, alguns achados macroscópicos são úteis. O FCOD não se separa do osso de forma limpa e é removido por curetagem como fragmentos hemorrágicos e arenosos. Por outro lado, o fibroma ossificante apresenta-se como uma massa avascular sólida que tende a separar-se do osso facilmente e, geralmente, numa só peça.[56,57,59,60]

DISPLASIA CEMENTO-ÓSSEA FLORIDA

A displasia cemento-óssea florida é pouco frequente e tem sido registada sob várias designações alternativas. Esta condição apresenta-se normalmente em mulheres negras de meia-idade ou idosas e caracteriza-se radiograficamente por extensas áreas escleróticas, envolvendo frequentemente os quadrantes posteriores da mandíbula e da maxila de forma simétrica.

Esta doença invulgar pode apresentar-se sob duas formas:

(a) Não familiar

(b) Familiar.

<u>Displasia cemento-óssea florida não familiar (FLCOD)</u>

Terminologia

Essa lesão, cujas características foram coletadas e apresentadas pela primeira vez por Melrose et al., é uma doença benigna, autolimitada, que afeta apenas os processos alveolares e parece ser independente dos dentes. Tem aparecido na literatura sob uma variedade de termos, incluindo fibromas cemento-ossificantes múltiplos, osteomas múltiplos, cementoblastoma periapical, cementoma gigantiforme, massas cementárias escleróticas dos maxilares, osteofibromatoses periapicais múltiplas, displasia óssea, displasia óssea florida, cementomas monstruosos. cementomas múltiplos. e displasia cementária periapical com lesões múltiplas. Algumas lesões adicionais foram erroneamente relatadas como osteíte esclerosante, osteomielite esclerosante, osteomielite esclerosante crónica e osteomielite esclerosante difusa crónica e enostose múltipla.

Etiologia e patogénese.

Os mecanismos patológicos subjacentes a esta patologia são desconhecidos. Não está associada a qualquer outra anomalia esquelética e os estudos hematológicos e de análise de urina, bem como os valores séricos de cálcio, fósforo, fosfatos alcalinos, fosfatos ácidos, albumina e magnésio estão todos dentro dos limites normais. No entanto, foi detectado num doente com telangiecctasia hemorrágica hereditária.

A caraterística distintiva da FLCOD é a presença de massas de cemento ou osso num ou em ambos os maxilares, muitas vezes envolvendo vários quadrantes simultaneamente e num padrão simétrico. A mandíbula é mais frequentemente afetada e as alterações parecem ser mais extensas do que na maxila.

Características radiográficas

A FLCOD apresenta-se como irregular. Radiopacidades lobulares que estão quase sempre rodeadas por um bordo radiolúcido distinto. As massas escleróticas são geralmente intercaladas com áreas radiolúcidas e radiopacas mistas menos bem definidas. Os padrões radiográficos podem mudar sem intervenção cirúrgica, geralmente para um carácter mais radiopaco. As lesões estão confinadas ao processo alveolar (isto é, às áreas portadoras de dentes) e estão ausentes do ramo ascendente e abaixo do canal alveolar inferior. A hipercementose ou fusão das massas calcificadas com os ápices dos dentes adjacentes foi observada em alguns casos. À medida que a expansão ocorre, as corticais tornam-se mais finas, mas não perfuradas.

Se o paciente tiver dentes anteriores inferiores remanescentes, eles frequentemente mostrarão evidências de displasia cementária periapical. Esta observação apoia o conceito de que a FLCOD representa uma forma mais difusa de displasia cementária periapical. As massas mineralizadas podem ser encontradas em locais dentados, bem como em áreas parcial ou totalmente desdentadas. Um achado incomum é a presença concomitante de cistos ósseos simples (traumáticos). Os quistos mais pequenos são geralmente radiolucências bem demarcadas e uniloculares. Os maiores tendem a ser multiloculares e estão associados à expansão da cortical. A base para esta relação não foi estabelecida. Mas Melrose e seus colaboradores sugeriram que os cistos se desenvolvem secundariamente à obstrução vascular ou drenagem causada pela produção desordenada de cemento ou osso.

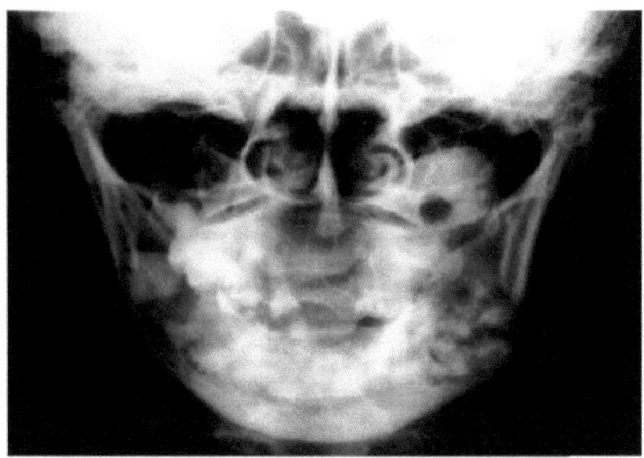

Displasia óssea florida: massas escleróticas difusas são encontradas em todos os quatro quadrantes da mandíbula.

Características clínicas

A FLCOD é encontrada principalmente em mulheres negras de meia-idade. Só raramente é observada noutros grupos étnicos ou em homens. A maioria dos casos é assintomática e pode permanecer assim durante muitos anos, sendo descoberta incidentalmente durante um exame radiográfico. No entanto, se a doença progredir, acaba por desenvolver uma expansão bucal e lingual dura. Alguns casos de FLCOD apresentam um fenómeno evolutivo em duas fases.

Inicialmente, as calcificações assintomáticas desenvolvem-se em resposta a um estímulo ainda não identificado. Na segunda fase, a inflamação (osteomielite) sobrepõe-se à lesão preexistente. Quando isso acontece, o doente sente dores, secreção purulenta, formação de fístulas e sequestros. Essa transformação é atribuída à avascularização dos depósitos semelhantes a cemento que, por sua vez, os torna resistentes à remodelação fisiológica e propensos à infeção secundária. Alguns factores ou procedimentos que podem resultar na exposição das áreas afectadas à cavidade oral e assim precipitar esta transformação incluem extracções dentárias, biopsia óssea.

Irritações causadas por próteses sobrepostas às calcificações, atrofia alveolar progressiva sob as próteses e terapia endodôntica.

Características histopatológicas

As densidades observadas nas radiografias são compostas por uma mistura de cemento acelular e trabéculas irregulares de osso. Algumas destas últimas estão rodeadas por osteoblastos volumosos, com núcleos vesiculares grandes e citoplasma abundante. O citoplasma é frequentemente vacuolado: os osteoclastos também podem estar presentes. Os glóbulos de cemento fundem-se frequentemente, criando massas maiores. Esta coalescência ocasionalmente cria uma aparência pagetóide devido à presença de costuras basofílicas que se assemelham a linhas de "reversão". O estroma de suporte é composto por tecido conjuntivo fibroso. As células inflamatórias não estão presentes, exceto quando complicadas por osteomielite secundária.

Em alguns casos, pode ser difícil diferenciar entre osso e cemento, mas investigações histoquímicas e de microscopia eletrónica demonstraram que o tecido lesionado é mais compatível com o cemento. O tecido cemento-ósseo pode estar livre ou fundido com as raízes de um ou mais dentes. Os quistos ósseos simples são geralmente desprovidos de conteúdo e são revestidos por tecido conjuntivo fibroso. As análises dos seus conteúdos fluidos mostraram elevações consistentes de fosfatase alcalina e ácida.

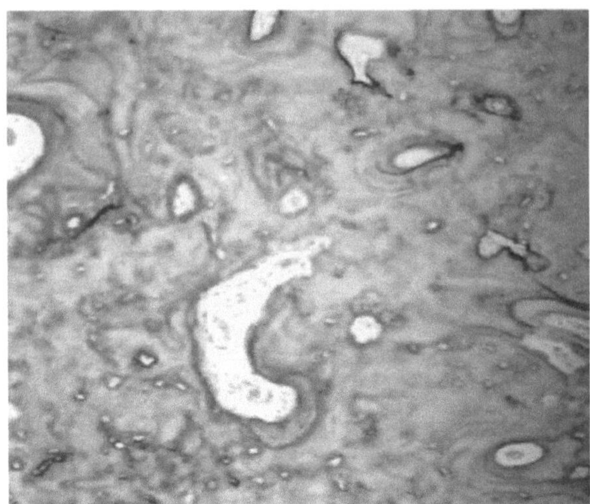

Displasia óssea florida: são encontradas massas escleróticas irregulares em toda a mandíbula. As lesões situam-se principalmente acima do canal mandibular

Tratamento e prognóstico.

Uma vez que a aparência radiográfica desta condição é patognomónica, o doente assintomático só precisa de ser mantido sob observação e sujeito a reavaliação periódica. A biópsia ou extração de dentes na área afetada, bem como a saucerização ou excisão das massas escleróticas, devem ser evitadas porque qualquer um destes procedimentos pode desencadear o desenvolvimento de osteomielite.

A antibioticoterapia profiláctica deve ser instituída antes da intervenção endodôntica e antes de outros procedimentos dentários que possam iniciar uma infeção sobreposta, expondo o material cemento-ósseo esclerótico à cavidade oral. Sempre que possível, devem ser utilizadas próteses fixas, em vez de próteses removíveis.

O tratamento só se torna necessário nos doentes em que a lesão se expandiu o suficiente para produzir deformidade facial, ou se tiver ocorrido uma infeção secundária (osteomielite). Neste último caso, devem ser introduzidos antibióticos, mas devido à avascularização da lesão, é incerto se quantidades suficientes serão efetivamente administradas no local envolvido. O sequestro espontâneo e a subsequente cicatrização desenvolvem-se com o tempo. Em alguns casos, pode ser necessária a excisão dos tractos sinusais e a sequestrectomia.

A maioria dos quistos ósseos simples apresenta uma resolução completa, mas muitas vezes tardia, após a intervenção cirúrgica. No entanto, a área fica preenchida com tecido radiograficamente atípico. Nalguns doentes, apenas se verifica uma resolução parcial e estas lesões persistem ou aumentam. Ambas as respostas contrastam com o padrão rápido de reossificação associado ao quisto ósseo traumático mais clássico.

Diagnóstico diferencial

A doença com a qual a FLCOD é mais frequentemente confundida é a osteomielite esclerosante crónica difusa, uma lesão inflamatória e não reactiva. Estas entidades assemelham-se histologicamente, sendo ambas compostas por um estroma fibroso que contém osso ou cemento. Além disso, o infiltrado inflamatório inerente à osteomielite também é observado em muitos doentes com FLCOD, uma vez que as amostras de biopsia desta última são normalmente obtidas após o desenvolvimento de sintomas secundários à infeção. Consequentemente, a diferenciação tem de ser feita com base em determinadas características clínicas e radiográficas apresentadas na tabela n.º 1.

Outras considerações que devem ser incluídas num diagnóstico diferencial clínico são a doença de Paget e a síndrome de Gardner. As características utilizadas para separar a doença de Paget da FLCOD são apresentadas na Tabela 2. Na síndrome de Gardner, as massas radiopacas encontradas nos maxilares são acompanhadas de dentes impactados e odontomas, além de osteomas dos ossos longos e do crânio, pólipos intestinais, fibromas da pele e cistos tricilemáticos epidérmicos. Em contraste, a FLCOD não apresenta outras alterações esqueléticas, anomalias dentárias, tumores cutâneos ou pólipos intestinais.

Diferenças entre a Displasia Cemento-Osseosa Florida (FLCOD) e a Osteomielite Esclerosante Difusa Crónica (CDSO).

Florid Cemento-Osseous Dysplasia (FLCOD) (nonfamilial type)	Chronic Diffuse Sclerosing Osteomyelitis (CDSO)
Simultaneous involvement of multiple quadrants. One or both jaws can be affected.	Restricted to unilateral involvement of mandible
Several round or lobulated sclerotic radiodensities. Usually surrounded by a well-delineated radiolucent border.	Single Poorly demarcated radiodensity.
Confined to tooth-bearing areas	Can extend from alveolar process to inferior border of mandible and penetrate into ascending ramus.
Periapical cemental dysplasia often present.	Periapical cemental dysplasia not found.
Often accompanied by simple bone cyst	No evidence of bone cysts
Predominately seen in black women	No racial preference.

Diferenças entre a Doença de Paget (DP) e a Displasia Cemento-Ossea Florida (FLCOD)

Paget' Disease (PD)	Florid Cemento-Osseous Dysplasia (FLCOD)
Generalized changes that are apparent throughout the jaws	Alterations confined to tooth-bearing areas.
Maxilla preferentially affected	Mandible is favoured.
May cause displacement and separation of teeth.	No effect on tooth alignments
More common in females	More Common males
Accompanied by increase in serum alkaline phosphatase levels.	Alkaline phosphatase levels are within normal limits

Often polyostotic and frequently **Disease limited to the jaw.** **involves the skull.**

FAMILIAR (FLCOD)

Esta segunda forma de FLCOD demonstrou um padrão familiar distinto e foram-lhe atribuídas as designações alternativas de cementoma gigantiforme familiar e cementomas múltiplos familiares. Considera-se que é transmitida como uma caraterística autossómica dominante, com expressão fenotípica variável.

A FLCOD familiar apresenta as mesmas características radiográficas e histológicas básicas que a sua congénere não familiar. No entanto, o tipo familiar de FLCOD ocorre geralmente numa idade mais jovem e não demonstra uma afinidade com os negros; de facto, até à data, tem sido encontrada exclusivamente em brancos. Caracteriza-se clinicamente por uma expansão extensa dos maxilares, resultando em assimetria e desfiguração facial, apresenta um padrão de crescimento muito mais rápido e ocorre mais frequentemente no sexo masculino do que no feminino.

As lesões assintomáticas devem ser mantidas apenas sob observação. Se ocorrerem deformações, a mandíbula pode ser recontornada cirurgicamente. No entanto, as lesões tendem a recidivar. Oikarinen et al. apresentaram algumas evidências que relacionam o desenvolvimento de osteossarcoma 9 anos após a radioterapia.[61,62,63,64,65,67,68]

FIBROMA OSSIFICANTE

Fibroma ossificante de origem odontogénica

(Cemento - Fibroma Ossificante)

O fibroma ossificante de origem odontogénica é uma lesão benigna dos maxilares que tem sido designada por fibroma ossificante, fibroma cimentante e fibroma cemento-ossificante. Esta última é a designação utilizada na recente classificação da Organização Mundial de Saúde (OMS). O tumor limita-se à área dentária da mandíbula e da maxila. As células neoplásicas elaboram osso e cemento e daí a crença de que derivam das células progenitoras do ligamento periodontal. E as células são capazes de diferenciação dupla em osteoblastos e cementoblastos. Os fibromas cemento-ossificantes (FCO), também designados por periodontomas por alguns autores, são lesões distintas dos maxilares que não devem ser confundidas com as lesões designadas por fibroma ossificante, que ocorrem noutras partes do esqueleto.

Características clínicas.

A FCO apresenta-se mais frequentemente de forma clínica como uma expansão indolor da mandíbula. Alguns casos podem ser descobertos num exame radiográfico de rotina. Afecta a mandíbula muito mais frequentemente do que a maxila. A idade máxima de incidência é a terceira e quarta décadas, mas a lesão pode ser observada em doentes com uma vasta gama de idades. Existe uma clara predileção pelo sexo feminino, com um rácio mulher/homem de 5:1.

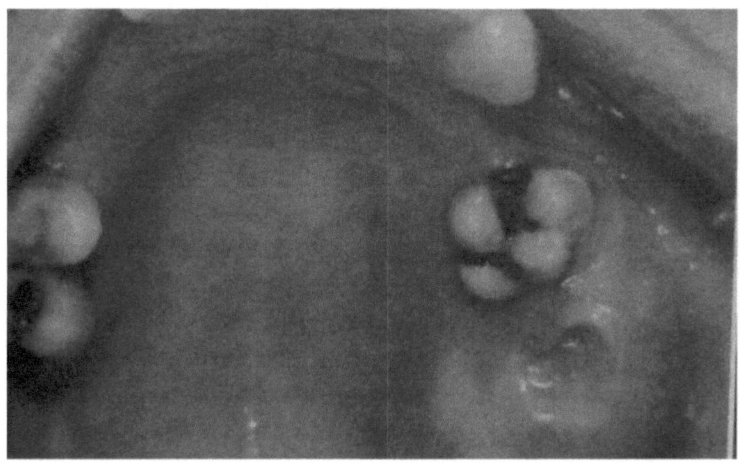

Aumento da parte posterior do maxilar causado por um grande fibroma ossificante

Radiograficamente

O tumor é bem definido e unilocular; pode ser radiolúcido ou apresentar vários graus de opacificação, dependendo da quantidade relativa de material calcificado presente. Lesões mandibulares grandes podem causar um afinamento caraterístico e uma "curvatura" para baixo do bordo inferior. Pode ser observado o deslocamento de dentes adjacentes e, menos frequentemente, pode ocorrer reabsorção radicular. O tumor pode atingir um tamanho muito grande se não for tratado adequadamente. Na exploração cirúrgica, a lesão é bem demarcada do osso circundante e pode ser facilmente removida do seu leito ósseo, e algumas lesões podem ter uma cápsula definida. Esta demarcação do tecido circundante é uma caraterística importante para distinguir o FCO da DF.

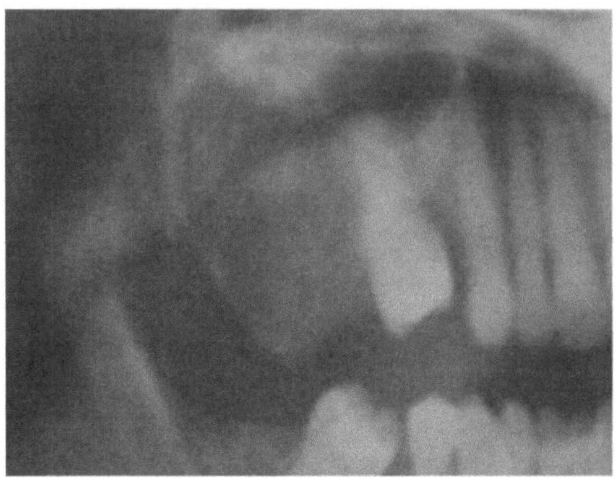

Observe a lesão mista radiolúcida e radiopaca que expande o maxilar posterior

Características histopatológicas.

Microscopicamente, as lesões são compostas por estroma de tecido conjuntivo fibroso contendo estrutura calcificada. O tecido conjuntivo apresenta normalmente uma celularidade densa e fibras de colagénio esparsas. As células são fibroblásticas e apresentam normalmente núcleos hipercromáticos. As estruturas calcificadas são compostas por trabéculas irregulares de osteoide ou osso e massas basofílicas lobuladas de cemento ou tecido semelhante ao cemento. Estas estruturas assemelham-se a cemitérios encontrados na membrana periodontal normal. Podem coalescer e formar trabéculas anastomosantes com configuração curvilínea, que podem ser acelulares.

A microscopia de luz polarizada revela tanto osso tecido como osso lamelar. O cemento ou tecido semelhante ao cemento é geralmente tecido e pode apresentar um padrão acolchoado caraterístico. Células multinucleadas semelhantes a osteoclastos são encontradas em algumas lesões.

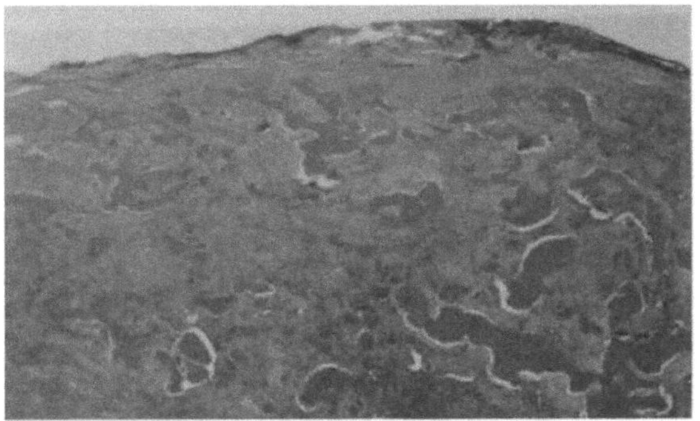

Fibroma ossificante mostrando uma massa tumoral sólida bem circunscrita. Podem ser observadas trabéculas de osso e gotículas de material semelhante a cemento, formando um tecido conjuntivo fibroso celular

Tratamento e prognóstico

A maioria das lesões cresce lentamente e a excisão cirúrgica conservadora é o tratamento de eleição. Algumas lesões podem ser removidas da mandíbula com relativa facilidade por curetagem. Os tumores não tratados podem atingir grandes dimensões e podem exigir uma ressecção em bloco. A transformação sarcomatosa do fibroma cemento-ossificante não foi documentada.[69],[70],[71],[72]

FIBROMA OSSIFICANTE ACTIVO JUVENIL

Também conhecido como fibroma ossificante agressivo juvenil e desmo-osteoblastoma trabecular, o fibroma ossificante ativo juvenil (FAOJ) é uma lesão relativamente rara, definida na classificação histológica de tumores odontogénicos da OMS como uma lesão de crescimento ativo, bem demarcada do osso circundante, composta por tecido fibroso rico em células contendo feixes de osteoide celular e trabéculas ósseas sem bordos osteoblásticos.

Características clínicas

A maioria dos doentes são crianças e adolescentes. Apenas 20% dos doentes têm mais de 15 anos de idade. Os homens e as mulheres são igualmente afectados. A maxila e a mandíbula são os locais dominantes de incidência. A ocorrência na maxila é ligeiramente mais frequente do que na mandíbula. A origem em locais extragnáticos é extremamente rara. Clinicamente, a FOA é frequentemente caracterizada por uma expansão progressiva e por vezes rápida da área afetada; a dor é um sintoma raro. Na maxila, pode estar presente obstrução das vias nasais e epistaxis.

Radiograficamente

O tumor pode ser bastante bem demarcado. Dependendo da quantidade de tecido calcificado produzido, a lesão apresentará vários graus de radiolucência ou radio-opacidade. Foi descrito um aspeto de vidro fosco.

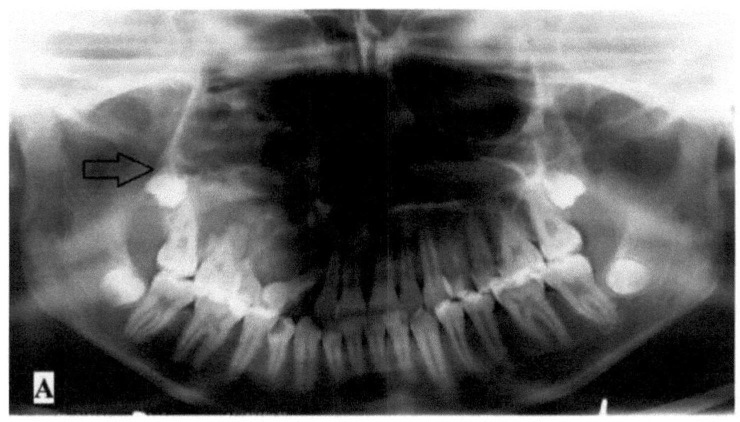

Características histopatológicas

Microscopicamente. O estroma é rico em células, com células fusiformes ou poliédricas que produzem pouco colagénio. Os osteóides celulares e imaturos formam filamentos que podem ser longos e delgados ou grossos. Estas estruturas têm sido comparadas a pinceladas de tinta. O osteoide celular imaturo nem sempre é facilmente distinguido do estroma celular. A mineralização irregular ocorre no centro do cordão. Não se observa a maturação para osso lamelar. Agregados locais de células gigantes osteoclásticas estão invariavelmente presentes no estroma. A atividade mitótica das células do estroma pode estar presente, mas nunca é numerosa.

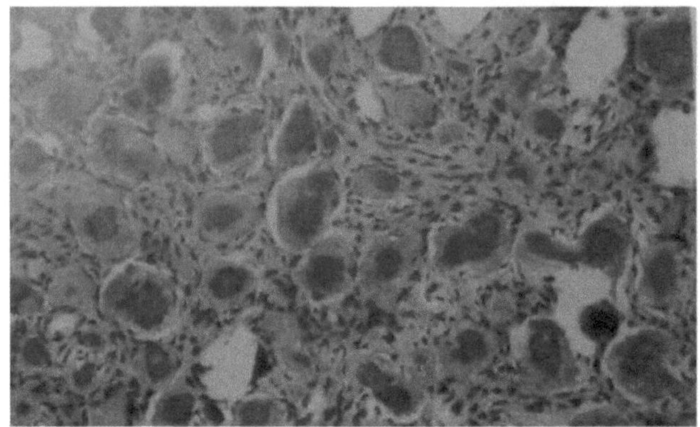

Trabéculas de tecido ósseo celular estão presentes num estroma fibroso celular.

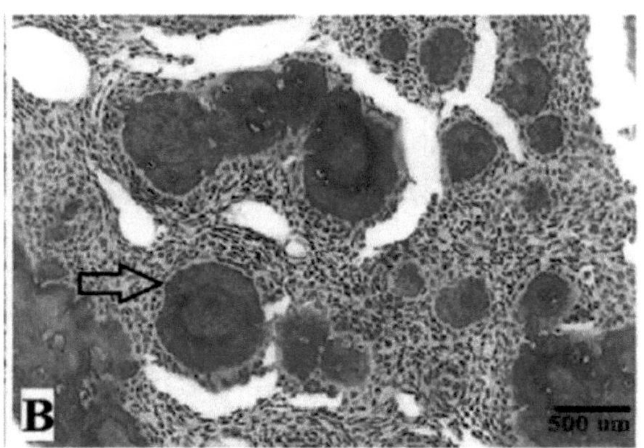

Tratamento e prognóstico.

A evolução clínica do FAOJ é caracterizada por uma recorrência pouco frequente após excisão conservadora. Foram observadas uma ou mais recorrências em 3 dos 10 doentes referidos por Slootweg et al. Nestes casos, foi possível obter uma cura completa sem recorrer a uma intervenção cirúrgica radical.[73,74]

<u>**Protocol for surgical management of juvenile ossifying fibroma**</u>

Surgical method	Case selection
Enucleation	Small, well-defined lesions in the mandible
	This method is not recommended for this aggressive lesions
Curettage with peripheral ostectomy	First line of management for most JOF lesions
	Medium-to-large neoplasms in the mandible and maxilla
	Unilocular/multilocular and well-defined lesions on computed tomography
Resection with reconstruction	Large, infiltrative lesions especially in posterior maxilla
	Ill-defined borders, multilocular appearance on computed tomography
	Recurrent neoplasms
	Resection should be with clear margin of not more than 5 mm

FIBROMA OSSIFICANTE PSAMMOMATÓIDE

O fibroma ossificante psammomatóide (FOPS) é uma lesão que afecta os ossos craniofaciais extragnáticos, particularmente centrada nos ossos periorbitais, frontais e etmoidais.

A PSOF foi inicialmente descrita por Gogl em 1949, sob a designação de fibroma psammomatóide do nariz e seios nasais paraenses.

Margo, em 1985, descreveu o PSOF como uma lesão fibro-óssea solitária distinta de indivíduos jovens que afecta a órbita e apresenta características histológicas distintas. O PSOF foi também descrito sob a designação de fibroma ossificante ativo juvenil por Johnson et al e fibroma ossificante juvenil com ossículos semelhantes a psammoma e psammoma desmo-osteoblastoma por Makek. O PSOF não está classificado como tumores ósseos dos maxilares no Atlas de Patologia Tumoral do Instituto de Patologia das Forças Armadas (AFIP), nem foi considerado um tumor gnático na classificação histológica de tumores odontogénicos da OMS. É mais provável que o PSOF seja uma entidade histopatológica separada do que uma variante do fibroma cemento-ossificante gnático, como sugerido por Sootweg et al.

Terminologia

A palavra "psammos" deriva da palavra grega "psammos", que significa areia11:

Author	Year	Terminology
Benjamins[13]	1938	Osteoid fibroma with atypical ossification
Gögl[14]	1949	Psammomatoid ossifying fibroma
Johnson et al.[15,16]	1952	Juvenile active ossifying fibroma
Makek[17]	1983	Psammous desmo-osteoblastoma (variant of osteoblastoma)
Slootweg et al.[11]	1994	Juvenile ossifying fibroma with psammoma-like ossicles
Wenig et al.[8]	1995	Aggressive psammomatoid ossifying fibromas
Hartstein et al.[18]	1998	Psammomatoid ossifying fibromas
WHO[4]	2005	Juvenile psammomatoid ossifying fibroma

Etiologia

Johnson et al.7 levantaram a hipótese de que a FOPJ tem origem na superprodução do estroma celular mixofibroso normalmente envolvido no crescimento dos septos dos seios paranasais à medida que estes aumentam de tamanho e se pneumatizam. Essas células do estroma secretam material hialino que ossifica e mucina do tecido conjuntivo que dá início às áreas císticas. Um estudo recente de Sawyer et al.19 demonstrou a presença de pontos de quebra cromossómica não aleatórios em Xq26 e 2q33, resultando numa translocação (X; 2). Voytek et al.20 relacionam a JPOF com a DF, pois nesta última também podem ocorrer calcificações. Em estudos de neuroimagem, a JPOF é geralmente bem demarcada, apresentando-se como uma lesão expansiva mas circunscrita, em contraste com a DF.9 Mutações missense activadoras do gene GNAS1 foram detectadas em praticamente todos os casos de

DF examinados até agora.21,22 Mas a sua ausência na JPOF relatada por Hasselblatt et al. 10 fornece evidências adicionais contra uma relação com a DF. Recentemente, Pimenta et al.23 identificaram mutações no gene HRPT2 na DF e sugeriram que a DF pode surgir devido à haploinsuficiência do gene HRPT2. No entanto, esta alteração genética não se verificou na FCO, o que indica que esta pode ser uma entidade clínico-patológica distinta, sendo necessários estudos adicionais para confirmar esta hipótese.

Características clínicas

Os indivíduos afectados tendem a ser jovens, embora a idade média de incidência tenha variado em diferentes estudos de 17,8 a 22,6 anos. Em geral, os doentes com PSOF são alguns anos mais velhos do que os doentes com JAOF. Mas, tal como no caso da JAOF, não há predileção pelo sexo.

A maior parte dos casos relatados de FSOP teve origem nos seios nasais paraenses, particularmente no frontal e no etmoide. Cerca de 10% foram relatados na calvária. Makek, na sua revisão, indicou que 7% dos casos ocorreram na mandíbula. Estes eram mais provavelmente fibromas cemento-ossificantes com componentes cementais esferoides proeminentes com algumas semelhanças histológicas.

Um caso de PSOF manifesta-se clinicamente como uma expansão óssea que pode envolver os ossos orbitais ou nasais e os seios nasais. O envolvimento ocular e sinonasal pode resultar em proptose, com queixas visuais incluindo cegueira, obstrução nasal, cefaleias, ptose, papiledema e perturbações da mobilidade ocular

Características radiográficas

O exame radiográfico mostra uma lesão osteolítica redonda, bem definida, por vezes corticada, com um aspeto cístico. As alterações escleróticas são evidentes na lesão e uma radiografia simples do crânio pode mostrar um aspeto de vidro fosco. Nas tomografias computorizadas em janela de osso, as lesões parecem menos densas do que o osso normal. O tamanho das lesões pode variar entre 2 e 8 cm de diâmetro. A PSOF pode aparecer multiloculada nas tomografias computorizadas. Afirma-se que, no esqueleto facial, uma massa expansiva bem circunscrita com uma parede espessa de densidade óssea na tomografia computorizada e realce desta área na imagem de RM pós-contraste é fortemente sugestiva de fibroma ossificante psamomatóide.

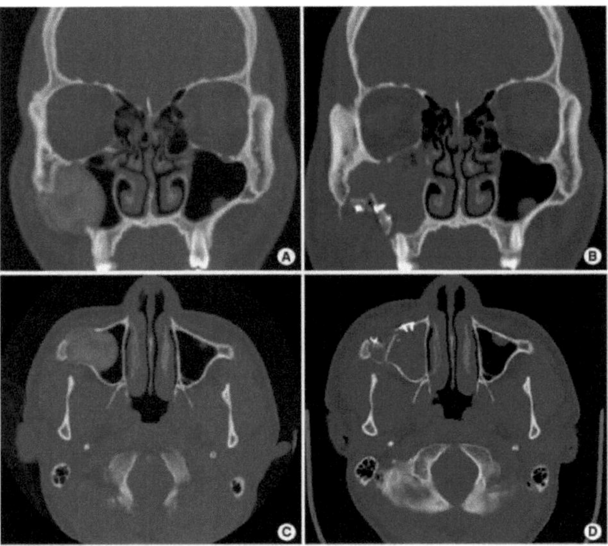

Imagens de tomografia computadorizada da face mostrando uma massa de alta densidade de aproximadamente 3,8 cm ao longo de seu eixo mais longo no seio maxilar direito, próximo ao processo alveolar.

Características histopatológicas

Ao exame macroscópico, o tumor é descrito como amarelado, branco e arenoso. Ao exame microscópico ligeiro, o tumor é significativo para múltiplos pequenos ossículos redondos e uniformes (corpos psammomatóides) embebidos num estroma relativamente celular composto por células uniformes, estreladas e fusiformes. Ocasionalmente, células encolhidas são incorporadas na matriz calcificada dos ossículos. Os corpos psammomatóides são basófilos e têm uma semelhança superficial com o cemento dentário, mas podem ter um rebordo osteoide. Devido a uma semelhança superficial entre estes ossículos e as esferas de cemento do fibroma ossificante odontogénico.

A lesão tem sido ocasionalmente rotulada de forma incorrecta como fibroma cemento-ossificante, implicando uma origem odontogénica que, como já foi referido, é bastante improvável em osso extra-agnático. A atividade mitótica é extremamente rara nas células do estroma. Na periferia da lesão, os ossículos parecem coalescer e formar trabéculas ósseas finas irregulares que podem tornar-se mais espessas, com numerosas linhas de reversão semelhantes ao osso de Paget. Normalmente, está presente uma concha de osso normal, que pode apresentar reabsorção osteoclástica endosteal associada a atividade osteoblástica na superfície periosteal.

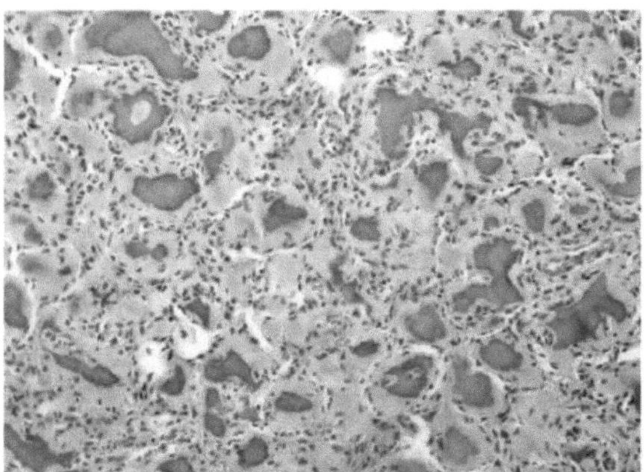

Ossículos pequenos, de forma variável, inseridos em estroma fibroso sem anaplasia ou necrose

Tratamento e prognóstico

O tratamento preconizado para a FOPJ é a excisão cirúrgica completa e a ressecção parcial ou incompleta conduz a recidivas. A massa tumoral deve ser removida até ao nível do osso normal, preservando, tanto quanto possível, as estruturas vitais adjacentes. O procedimento de reconstrução pode ser efectuado no momento da excisão do tumor ou numa segunda fase. Podem ser utilizados enxertos de osso clavicular ou outros materiais aloplásticos para a reconstrução. O uso de modelos estereolitográficos provou ser de grande utilidade, diminuindo o tempo de operação, a perda de sangue, o tempo de uma ferida aberta e a exposição do paciente à anestesia.[75,76,77]

Os pequenos JPOF podem ser tratados com sucesso por enucleação e curetagem. As lesões maiores e mais agressivas requerem ressecção com margens de 5 mm. A ressecção deve ser considerada nos casos em que há recorrência, invasão de cavidades ósseas adjacentes ou quando a preservação da borda inferior não é possível. Alguns casos nasossinusais de FOPJ foram tratados com sucesso por via endoscópica, mas uma abordagem cirúrgica aberta continua a ser fortemente defendida porque ajuda a tornar visível o tumor, permitindo assim a sua remoção completa. Acredita-se que o JPOF seja radio-resistente e, portanto, a radioterapia é contra-indicada.

É necessário um acompanhamento clínico e radiológico rigoroso da JPOF. Não existe um protocolo de seguimento normalizado na literatura. A reconstrução imediata não é aconselhada, uma vez que a taxa de recorrência é bastante elevada. As lesões de crescimento rápido apresentaram recorrência antes de um ano e a recorrência das lesões de crescimento lento foi muito baixa. Por conseguinte, a reconstrução secundária pode ser efectuada mais cedo para as lesões de crescimento lento (1 ano). Embora não tenha sido registado nenhum caso de transformação maligna, as lesões de crescimento rápido devem levantar suspeitas e constituir uma razão para adiar a reconstrução.

Prognóstico

O prognóstico é bom. Apesar de as lesões tenderem a invadir localmente e a recidivar, não existem casos relatados de metástases. As complicações cirúrgicas podem incluir perdas de sangue significativas que requerem transfusão e perda de visão. Foi registada meningite secundária à invasão da cavidade craniana. Raramente, pode ocorrer a morte.

Fibroma Ossificante Extragnático do Crânio

Os ossos cranianos podem, em raras ocasiões, abrigar fibromas ossificantes que são histologicamente distintos das entidades acima mencionadas. Os tumores são geralmente compostos por trabéculas ósseas imaturas e maduras num estroma fibroso sem evidência de características psammomatóides ou cementóides. Estes tumores foram registados nas regiões frontal, parietal. Temporal. Esfenoidal. E ossos occipitais. A maioria dos doentes encontra-se na segunda e terceira décadas de vida e não há predileção pelo sexo. Alguns dos tumores foram complicados por extensão intracraniana.

Características clínicas

As apresentações clínicas incluem inchaço local, dor, cefaleias, perturbações motoras, exoftalmia, diplopia e hemiparésia espástica ligeira. A duração dos sintomas varia de 1 a 10 anos, com uma mediana de 3,2 anos.

Características radiográficas

O exame radiográfico mostra lesões osteolíticas bem definidas com opacidades variáveis.

Características histopatológicas

Microscopicamente, os tumores têm limites bem definidos e são compostos por trabéculas irregulares de osso num estroma de tecido conjuntivo fibroso celular. As trabéculas de osso podem ter um carácter lamelar ou trançado ou podem apresentar uma combinação dos dois tipos. É habitualmente observada uma borda osteoblástica nas trabéculas ósseas.

Tratamento e prognóstico

A excisão cirúrgica é o tratamento de eleição. A recorrência deve-se normalmente a uma remoção incompleta.[78,79]

<u>CONCLUSÃO</u>

As lesões fibro-ósseas apresentam uma variedade de comportamentos clínicos, mas partilham características microscópicas que consistem numa matriz de tecido conjuntivo benigno e na formação de novo osso. A sobreposição de características histológicas de entidades dentro deste grupo e as características atípicas de lesões individuais dificultam frequentemente o diagnóstico definitivo.

Algumas destas radiolucências periapicais representam marcos/ variações anatómicas normais inocentes, enquanto outras são causadas por condições patológicas. Outras ainda representam condições de doença sistémica que, muitas vezes, se tornam responsabilidade e obrigação do clínico dentário reconhecer e chamar a atenção do médico do paciente.

Os tumores malignos representam um grupo muito pequeno nestas sombras e a deteção, reconhecimento e tratamento precoces representam a única esperança para o doente

Embora o rótulo "lesão fibro-óssea" seja frequentemente associado a estas entidades, deve ser utilizado apenas como um diagnóstico provisório, devendo procurar-se ativamente um diagnóstico definitivo para que as lesões não sejam tratadas incorretamente. A adição de "atípico" ao rótulo deve sugerir a probabilidade de uma lesão potencialmente destrutiva. O tratamento de lesões que se enquadram mal nas classificações e têm características atípicas deve basear-se em grande medida no comportamento clínico de cada caso. O tratamento definitivo precoce das lesões fibro-ósseas "atípicas" deve ajudar a diminuir a recorrência e a morbilidade.

<u>REFERÊNCIAS</u>

1. Speight PM, Carlos R. Lesões fibro-ósseas maxilofaciais. Current Diagnostic Pathology. 2006 Feb 1;12(1):0-1.

2. Pick E, Schafer T, Al-Haj Husain A, Rupp NJ, Hingsammer L, Valdec S. Diagnóstico clínico, radiológico e patológico de lesões fibro-ósseas da região oral e maxilofacial: Um estudo retrospetivo. Diagnostics. 2022 Feb;12(2):238.

3. Mainville, G.N.; Turgeon, D.P.; Kauzman, A. Diagnóstico e tratamento de lesões fibro-ósseas benignas dos maxilares: Uma revisão atual para o clínico dentário. Oral Dis. 2017, 23, 440-450. [CrossRef]

4. De Noronha Santos Netto, J.; Machado Cerri, J.; Miranda, A.M.; Pires, F.R. Lesões fibro-ósseas benignas: Características clinicopatológicas de 143 casos diagnosticados em um serviço de diagnóstico bucal. Oral Surg. Oral Med. Oral Pathol. Oral Radiol. 2013, 115, e56-e65. [CrossRef] [PubMed]

5. Eversole R, Su L, ElMofty S. Lesões fibro-ósseas benignas do complexo craniofacial - uma revisão. Patologia da cabeça e pescoço. 2008 Sep;2:177-202.

6. Sinha R, Kumari S. Lesão fibro-óssea da mandíbula. Blue Rose Publishers; 2021 Out 7.

7. MacDonald, D.S. Classificação e nomenclatura das lesões fibro-ósseas. Oral Surg. Oral Med. Patologia Oral. Oral Radiol. 2021, 131, 385-389. [CrossRef] [PubMed]

8. Syme J. Caso de osteo-sarcoma do maxilar inferior. Edinburgh Medical and Surgical Journal. 1828 Oct 10;30(97):286.

9. De Rosny L. Introduction a l'étude de la langue japonaise. Maisonneuve; 1856.

10. Ferguson J. Life-struggles in Rebel Prisons [Lutas pela Vida nas Prisões Rebeldes]: A Record of the Sufferings, Escapes, Adventures and Starvation of the Union Prisoners [Um Registo dos Sofrimentos, Fugas, Aventuras e Fome dos Prisioneiros da União]. James M. Ferguson; 1865.

11. Menzel A. Um caso falhado de osteofibroma do corpo da mandíbula. Arch Klin Chir. 1872;13:212.

12. Cong L, Zhang C, Tu G. A via osteoblástica NF-kappaB está envolvida na formação de células semelhantes a osteoclastos induzida por 1 alfa, 25(OH)2D3 in vitro. Int J Clin Exp Pathol. 2015;8(5):5988-96

13. Park HJ, Baek K, Baek JH, Kim HR. O TNFalfa aumenta a expressão de RANKL através da ativação de NFATc1 induzida por PGE(2). Int J Mol Sci. 2017;18(3):495. DOI:10.3390/ijms18030495.

14. Singh PP, van der Kraan AG, Xu J, Gillespie MT, Quinn JM. A atividade do ativador do recetor ligado à membrana do ligando NFkappaB (RANKL) exibida pelos osteoblastos é regulada de forma diferente por factores osteolíticos. Biochem Biophys Res Commun. 2012;422(1):48-53.

15. Hart ES, Kelly MH, Brillante B, et al. Onset, progression, and plateau of skeletal lesions in fibrous dysplasia and the relationship to functional outcome. J Bone Miner Res. 2007;22(9):1468-74.

16. Thomas D, Henshaw R, Skubitz K, et al. Denosumab in patients with giant-cell tumor of bone: an open-label, phase 2 study. Lancet Oncol. 2010;11(3):275-43

17. Petrosyan A. DA 'FACE DE LEÃO'À 'ERUPÇÃO DE BORBOLETA': METÁFORAS ZOOMÓRFICAS COMO MENSAGEIRAS DE ANOMALIAS FACIAIS. Folia Anglistika Arménia. 2021;17(1 (23)):35-51.

18. Albright F, Aub JC, Bauer W. Hyperparathyroidism: a common and polymorphic condition as illustrated by seventeen proven cases from one clinic. Journal of the American Medical Association. 1934 Apr 21;102(16):1276-87

19. Geschickter CF, Copeland MM, BLOODGOOD JC. Osteíte fibrosa e tumor de células gigantes. Archives of Surgery. 1929 Aug 1;19(2):169-271

20. CONE SM. Hematoma ossificante. JBJS. 1928 Jul 1;10(3):474-82

21. Boyce AM, Kelly MH, Brillante BA, et al. Um ensaio aleatório, duplamente cego e controlado por placebo do tratamento com alendronato para a displasia fibrosa do osso. J Clin Endocrinol Metab. 2014;99(11):4133-40.

22. Wang, X. et al. Navegação guiada por imagem na otimização da gestão cirúrgica da displasia friável craniomaxilofacial. J. Craniofac. Surg. 22, 1552-1556 (2011)

23. MacDonald-Jankowski, D. Displasia fibrosa: uma revisão sistemática. Dentomaxilofac. Radiol. 38, 196-215 (2009).

24. Wang, X. et al. Navegação guiada por imagem na otimização da gestão cirúrgica da displasia fbrous craniomaxilofacial. J. Craniofac. Surg. 22, 1552-1556 (2011)

25. Valentini, V. et al. Displasia fibrosa craniomaxilofacial: tratamento conservador ou cirurgia radical? Um estudo retrospetivo de 68 pacientes. Plast. Reconstr. Surg. 123, 653-660 (2009).

26. Boyce, A. M. et al. Gestão cirúrgica da displasia fibrosa craniofacial poliostótica: resultados a longo prazo e factores de previsão para o recrescimento pós-operatório. Plast. Reconstr. Surg. 137, 1833-1839 (2016).

27. Silva, D. N. et al. Erro dimensional na sinterização selectiva a laser e impressão 3D de modelos para reconstrução da anatomia craniomaxilar. J. Craniomaxillofac. Surg. 36, 443449 (2008)

27. Jie, B., Yao, B., An, J., Zhang, Y. & He, Y. Correlação entre alterações do tecido mole e duro na região zigomaticomaxilar após cirurgia de contorno ósseo para displasia fibrosa - um estudo preliminar. J. Oral Maxillofac. Surg. 77(1904), e1-1904.e11 (2019).

28. Denadai, R. et al. Estratégias para o tratamento cirúrgico individualizado optimizado da displasia friável craniofacial. Ann. Plast. Surg. 77, 195-200 (2016)

29. Badiali, G. et al. Augmented reality as an aid in maxillofacial surgery: validation of a wearable system allowing maxillary repositioning. J. Craniomaxillofac. Surg. 42, 19701976 (2014). (2019)

30. Gao, Y., Lin, L., Chai, G. & Xie, L. Estudo de viabilidade de um novo

método para melhorar o efeito de navegação de realidade aumentada na osteotomia de divisão do ângulo mandibular. J. Craniomaxillofac. Surg. 47, 1242-1248

31. Waldron CA. Lesões fibro-ósseas dos maxilares. Jornal de cirurgia oral e maxilofacial. 1985 Abr 1;43(4):249-62.

32. Kumar Srichinthu K, Ragunathan Yoithapprabhunath T, Chitturi RT, Yamunadevi A, Potsangbam AD, Singh DN. Lesões fibro-ósseas - classificações, fisiopatologia e importância da radiologia: uma breve revisão. Revista Internacional de Biologia e Biomedicina. 2016 Sep 10;2(1):11-20.

33. Slootweg PJ, Müller H. Diagnóstico diferencial de lesões fibro-ósseas dos maxilares: uma investigação histológica de 30 casos. Journal of Cranio-Maxillofacial Surgery. 1990 Jul 1;18(5):210-4.

34. Ong AH, Siar CH. Fibroma cemento-Ossificante com fratura mandibular. Relato de caso num paciente jovem. Jornal dentário australiano. 1998 Aug;43(4):229-33.

35. Waldron CA. Lesões fibro-ósseas dos maxilares. Jornal de Cirurgia Oral e Maxilofacial. 1993 Aug 1;51(8):828-35.

36. MacDonald DS. Lesões fibro-ósseas maxilofaciais. Clinical Radiology. 2015 Jan 1;70(1):25-36.

37. Speight PM, Carlos R. Lesões fibro-ósseas maxilofaciais. Current Diagnostic Pathology. 2006 Feb 1;12(1):1-0.

38. Sivaprakasam V, Pletcher T, Tucker JE, Huston AL, McGinn J, Keller D, Eversole JD. Classificação e recolha selectiva de partículas individuais de aerossol utilizando fluorescência induzida por laser. Applied optics. 2009 Feb 1;48(4):B126-36.

39. Singla S, Verma A, Shetty A, Kini R. Displasia fibrosa: relato de dois casos com ênfase nas características radiográficas. Clin Cancer Investig J. 2016 Mar 1;5:184-7.

40. DiCaprio MR, Enneking WF. Displasia fibrosa. Fisiopatologia, avaliação e tratamento. J Bone Joint Surg Am 2005;87:1848- 64.

41. Ippolito E, Bray EW, Corsi A, De maio F, Exner UG, Robey PG, et al. História natural e tratamento da displasia fibrosa do osso: Um estudo clinicopatológico multicêntrico promovido pela Sociedade Europeia de Ortopedia Pediátrica. J Pediatr Orthop B 2003;12:155- 77.

42. Han I, Choi ES, Kim HS. Displasia fibrosa monostótica do fémur proximal: História natural e factores predisponentes para a progressão da doença. Bone Joint J 2014;96:673-6.

43. Carvallo PI, Griffin AM, Ferguson PC, Wunder JS. Salvamento do fémur proximal após fracturas patológicas envolvendo tumores ósseos benignos. J Surg Oncol 2015;112:846-52.

44. Zhang X, Chen C, Duan H, Tu C. Classificação radiográfica e tratamento da displasia fibrosa do fémur proximal: 227 fémures com um seguimento médio de 6 anos. J Orthop Surg Res 2015;10:171

45. Nishida Y, Tsukushi S, Hosono K, Nakashima H, Yamada Y, Urakawa H, et al. Tratamento cirúrgico da displasia fibrosa do colo do fémur com sintomas ligeiros mas prolongados: Uma série de casos. J Orthop Surg Res 2015;10:63.

46. Enneking WF, Dunham W, Gebhardt MC, Malawar M, Pritchard DJ. Um sistema para a avaliação funcional de procedimentos reconstrutivos após tratamento cirúrgico de tumores do sistema músculo-esquelético. Clin Orthop Relat Res 1993;286:241-6.

47. Lala R, Matarazzo P, Bertelloni S, Buzi F, Rigon F, de Sanctis C. Pamidronate treatment of bone fibrous dysplasia in nine children with McCune-Albright syndrome. Ata Paediatr 2000;89:18893.

48. Bhadada SK, Pal R, Sood A, Dhiman V, Saini UC. Coadministração de ácido zoledrónico sistémico e intralesional num caso de displasia fibrosa: uma terapia

potencialmente nova. Front Endocrinol (Lausanne) 2019;10:803.

49. Carvallo PI, Griffin AM, Ferguson PC, Wunder JS. Salvamento do fémur proximal após fracturas patológicas envolvendo tumores ósseos benignos. J Surg Oncol 2015;112:846-52.

50. Kushare IV, Colo D, Bakhshi H, Dormans JP. Displasia fibrosa do fémur proximal: Opções de gestão cirúrgica e resultados. J Child Orthop 2014;8:505-11.

51. Dumitrescu CE, Collins MT. Síndrome de McCune-albright. Revista Orphanet de doenças raras. 2008 Dec;3:1-2.

52. Spencer T, Pan KS, Collins MT, Boyce AM. O espetro clínico da síndrome de McCune-Albright e a sua gestão. Investigação hormonal em pediatria. 2020 Jun 19;92(6):347-56.

53. auras N, Blizzard RM. A síndrome de McCune-Albright. Jornal Europeu de Endocrinologia. 1986 Dec;113(4_Supplement):S207-17.

54. Weinstein LS, Shenker A, Gejman PV, Merino MJ, Friedman E, Spiegel AM. Mutações activadoras da proteína G estimuladora na síndrome de McCune-Albright. New England Journal of Medicine. 1991 Dec 12;325(24):1688-95.

55. MacDonald-Jankowski DS. Displasia cemento-óssea florida: uma revisão sistemática. Radiologia Dentomaxilofacial. 2003 maio;32(3):141-9.

56. Macdonald-Jankowski DS. Displasia cemento-óssea focal: uma revisão sistemática. Radiologia Dentomaxilofacial. 2008 Sep;37(6):350-60.

57. MacDonald-Jankowski DS. Lesões fibro-ósseas da face e dos maxilares. Clinical radiology. 2004 Jan 1;59(1):11-25.

58. Su L, Weathers DR, Waldron CA. Características distintivas das displasias cemento-ósseas focais e fibromas cemento-ossificantes: I. Um espetro patológico

de 316 casos. Cirurgia Oral, Medicina Oral, Patologia Oral, Radiologia Oral e Endodontologia. 1997 Sep 1;84(3):301-9.

59.   Mlouka M, Tlili M, Khanfir F, Hamrouni A, Khalfi MS, Ben Amor F. Colocação de implantes numa displasia cemento-óssea focal: um protocolo modificado com um resultado bem sucedido. Relatos de casos clínicos. 2022 Jan;10(1):e05307.

60.   Salvi AS, Patankar S, Desai K, Wankhedkar D. Displasia cemento-óssea focal: relato de um caso com revisão da literatura. Jornal de Patologia Oral e Maxilofacial: JOMFP. 2020 Feb;24(Suppl 1):S15.

61.   Neville BW, Damm DD, Allen CM, Chi AC. Patologia Oral e Maxilofacial. 4a ed. Elsevier: Canadá; 2016. p. 592-600.

62.   El-Naggar AK, Chan JKC, Grandis JR, Takata T, Slootweg PJ. Classificação da OMS para os tumores da cabeça e do pescoço. 4ª ed. IARC: Lyon; 2017. p. 254-255.

63.   Min CK, Koh KJ, Kim KA. Displasia cemento-óssea sintomática recorrente: relato de caso. Imaging Sci Dent. 2018; 48: 131-137.

64.   Cavalcanti PHP, Nascimento EHL, Pontual MLDA, Pontual ADA, Marcelos PGCLD, Perez DEDC, et al. Displasias cemento-ósseas: Características imaginológicas baseadas em exames de tomografia computadorizada de feixe cônico. Braz Dent J. 2018; 29: 99-104.

65.   Morikava FS, Onuki LY, Chaiben CL, Tommasi MHM, Vieire I, Soares de Lima AA. Displasia cemento-óssea periapical: relato de caso. RSBO. 2012; 9: 102-107.

66.   Roghi M, Scapparone C, Crippa R, Silvestrini-Biavati A, Angiero F. Displasia cemento-óssea periapical: características clinicopatológicas. Anticancer

Res. 2014; 34: 25332536.

6 7 Nelson BL, Phillips BJ. Benign Fibro-Osseous Lesions of the Head and Neck (Lesões Fibro-Osseas Benignas da Cabeça e Pescoço). Head Neck Pathol. 2019; 13: 466- 475.

6 8. Kato CNAO, de Arruda JAA, Mendes PA, Neiva IM, Abreu LG, Moreno A, et al. Displasia Cemento-Ossea Infetada: Análise de 66 Casos e Revisão da Literatura. Head Neck Pathol. 2020; 14: 173-182.

6 9.Stewart DR, Brems H, Gomes AG, et al. Síndrome de Jaffe-Campanacci, revisitada: análises clínicas e moleculares detalhadas determinam se os pacientes têm neurofibromatose tipo 1, manifestações coincidentes ou um distúrbio distinto. Genet Med 2014; 16: 448-459.

70.   Taylor JC, Martin HC, Lise S, et al. Factores que influenciam o sucesso da sequenciação do genoma clínico num vasto espetro de doenças. Nat Genet 2015; 47: 717-726.

71.   Richards S, Aziz N, Bale S, et al. Normas e directrizes para a interpretação de variantes de sequência: uma recomendação de consenso conjunta do American College of Medical Genetics and Genomics e da Association for Molecular Pathology. Genet Med 2015; 17: 405-424.

72.   Baker AM, Huang W, Wang XM, et al. A deteção robusta de mutações in situ com base em ARN delineia a evolução subclonal do cancro colorrectal. Nat Commun 2017; 8: 1998

73.   Lawton MT, Heiserman JE, Coons SW, Ragsdale BD, Spetzler RF. Fibroma ossificante ativo juvenil: relato de quatro casos. Journal of neurosurgery. 1997 Feb 1;86(2):279- 85.

74.   Leimola-Virtanen R, Vahatalo K, Syrjanen S. Fibroma ossificante ativo

juvenil da mandíbula: relato de 2 casos. Jornal de cirurgia oral e maxilofacial. 2001 Abr 1;59(4):439-44.

75.   Sarode SC, Sarode GS, Waknis P, Patil A, Jashika M. Fibroma ossificante psamomatóide juvenil: uma revisão. Oral oncology. 2011 Dec 1;47(12):1110-6.

76.   Smith SF, Newman L, Walker DM, Papadopoulos H. Fibroma ossificante psammomatóide agressivo juvenil: um relato de caso interessante, desafiante e invulgar e revisão da literatura. Jornal de cirurgia oral e maxilofacial. 2009 Jan 1;67(1):200-6.

77.   Margo CE, Weiss A, Habal MB. Fibroma ossificante psammomatóide. Archives of Ophthalmology. 1986 Sep 1;104(9):1347-51.

78.   Dahnert, W. Manual de Revisão de Radiologia. 5 ed. Lippincott, Williams & Wilkins. Philadelphia 2003. 79.Gannon FH & Thompson LDR. Ossifying Fibroma of the Jaw. Ear, Nose & Throat Journal, (online) julho de 2004.

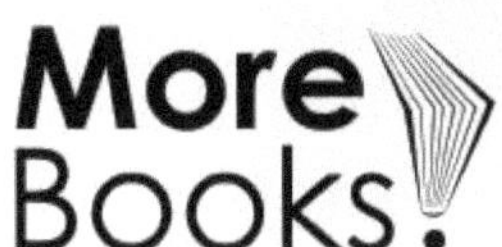
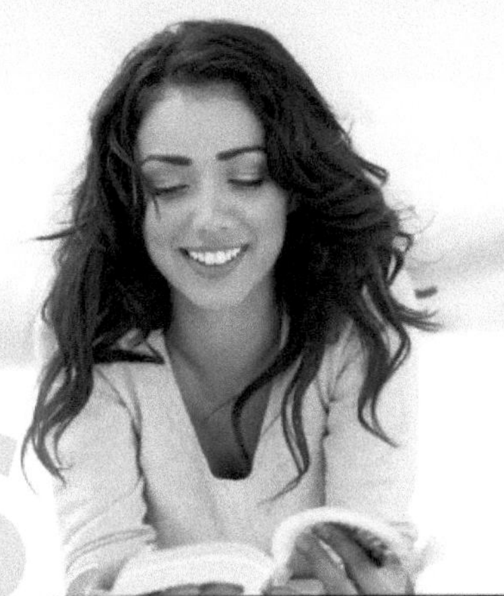

I want morebooks!

Buy your books fast and straightforward online - at one of world's fastest growing online book stores! Environmentally sound due to Print-on-Demand technologies.

Buy your books online at
www.morebooks.shop

Compre os seus livros mais rápido e diretamente na internet, em uma das livrarias on-line com o maior crescimento no mundo! Produção que protege o meio ambiente através das tecnologias de impressão sob demanda.

Compre os seus livros on-line em
www.morebooks.shop

info@omniscriptum.com
www.omniscriptum.com

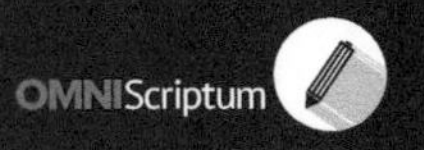

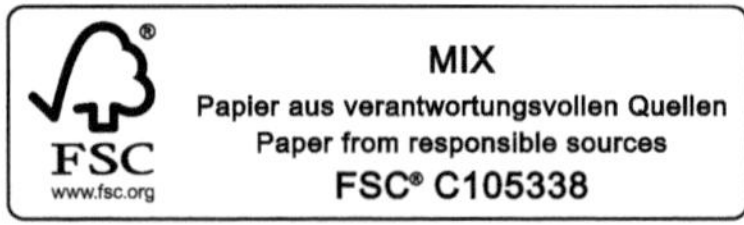

Printed by Books on Demand GmbH, Norderstedt / Germany